Natalja Aleksandrowna Nowikowa · Bernd Butzke

Russische Volksmedizin

Natalja Aleksandrowna Nowikowa
Bernd Butzke

Russische Volksmedizin

Alltagsbeschwerden von A bis Z natürlich und sanft heilen

nymphenburger

Die Informationen in diesem Buch dürfen in keinem Fall als eine Anleitung zur Selbstdiagnose, Selbstbehandlung und als ein Ersatz für die ärztliche Beratung angesehen werden. Das Anwenden hier genannter Rezepte und Tipps liegt in der Verantwortung und im Ermessen des Lesers. Bitte beachten Sie vor der Anwendung gegebenenfalls territorial gültige Natur- und Tierschutzgesetze. Im Zweifel kontaktieren Sie bitte Ihren Arzt oder Heilpraktiker.

www.nymphenburger-verlag.de

Umschlaggestaltung: www.atelier-sanna.com, München
unter Verwendung der Motive von © AlzaiL, © Antonio, © anna liebiedieva,
© JJAVA, © LianeM, © Jonny A, © niavuli, fotolia.com
Fotos Innenteil: Natalja Nowikowa und Bernd Butzke
Reproduktion: G. Peschke Druckerei GmbH, München
Layout: Wolfgang Heinzel
Satz: Ina Hesse
Gesetzt aus: 9,5/13 MetaPlus Normal
Druck und Binden: Print Consult GmbH, München
Printed in the EU
ISBN 978-3-485-01333-8

MIX
Papier aus verantwortungsvollen Quellen
FSC® C084279

Inhalt

Allergien 85

Haut 91

Verletzungen 111

Wirbelsäule und Gelenke 121

Glaube und Magie 145

Anhang 153

VORWORT

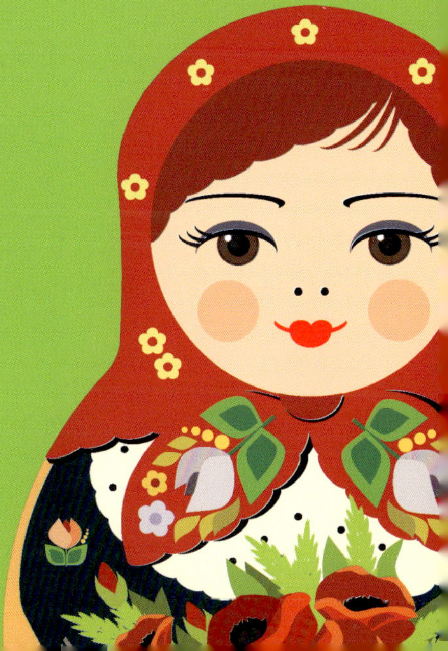

Die traditionelle Medizin baut darauf auf, dass es in der Natur für fast jede Krankheit ein Heilmittel gibt. Das über Jahrtausende gesammelte Heilwissen der Menschheit kennt für sehr viele Krankheiten sanfte Mittel und Methoden. In der Volksmedizin, allgemein als traditionelle Medizin verstanden, sind diese Alternativen überliefert.
Ich habe – bereits von meiner Kindheit an – großes Vertrauen in die Heilkraft der Natur.

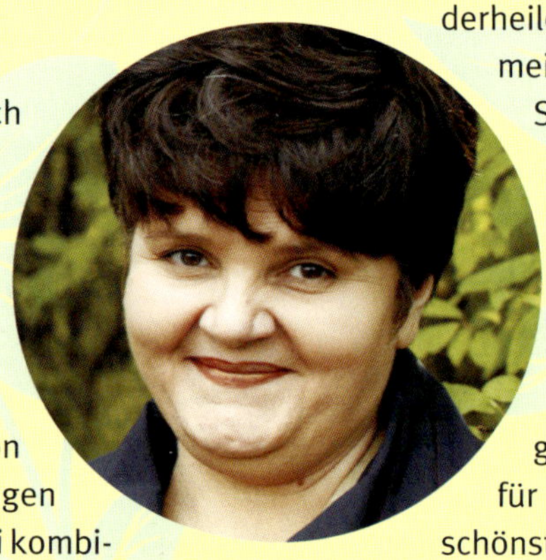

Seit vielen Jahren bin ich privat niedergelassene Ärztin in Russland. In meiner eigenen Praxis behandele ich sehr erfolgreich die verschiedensten Krankheiten, das Spektrum reicht von Allergien bis hin zu einigen Formen von Krebs. Dabei kombiniere ich Therapien aus der Psychologie sowohl mit der wissenschaftlichen als auch mit der traditionellen Medizin. Jede Richtung in der Medizin hat ihre Daseinsberechtigung. Es wäre grundsätzlich falsch, die eine oder andere zum Dogma zu erklären. Jedoch sollte ein Arzt oder Heilpraktiker immer die für seine Patienten jeweils am besten geeignete Form der Therapie auswählen und anwenden. Diese Erkenntnis nutze ich in meiner täglichen Praxis zum Wohl meiner Patienten und die Heilerfolge bestätigen mir immer wieder die Richtigkeit dieses Weges.
In meine Praxis kommen täglich Menschen mit zum Teil langjährigen Leidensgeschichten und schweren Krankheiten. Meist waren sie vorher bereits bei vielen anderen Ärzten. Wenn ich ihnen in die Augen sehe, dann erkenne ich darin fast immer den Ausdruck von Hoffnung und Zweifel. Ich kann sehr vielen von ihnen helfen. Natürlich bin ich keine »Wunderheilerin«, obwohl das viele meiner Patienten glauben. Seit Jahren reichen an meinen Geburtstagen die Vasen nicht aus, um allen von ehemaligen Patienten überbrachten Blumensträußen einen würdigen Platz zu geben. Diese Blumen sind für mich je des Mal das schönste Geburtstagsgeschenk.

In meiner täglichen Arbeit ist das Heilwissen der traditionellen Medizin ein treuer und hilfreicher Begleiter. Es ermöglicht mir des Öfteren, die Grenzen der heutigen wissenschaftlichen Medizin zu überschreiten und ein »Wunder« zu bewirken. Das Praktizieren der Volksmedizin hat in meiner Familie eine lange Tradition. Seit meiner frühen Kindheit sind mir die Gerüche von Kräutern und Gewürzen der verschiedensten Art vertraut. Ich war sehr gerne und oft bei meiner Großmutter und sah ihr bei der Zubereitung von Salben und Tinkturen zu. Mir erschien es wie ein schönes Spiel. Damals ahnte ich noch nicht, dass dieses Spiel einen ernsten Hintergrund hat. Erst später, als ich älter wurde, klärte mich meine Großmutter darüber auf. In mir fand Großmutter eine sehr interessierte Schülerin, die sie schrittweise in alle Bereiche ihrer Arbeit integrierte. So war ich später auch bei der Behandlung ihrer Patienten dabei, erlernte die Diagnostik und die praktische Heilbehandlung. Diese Zeit mit Großmutter prägte mich für mein ganzes weiteres Leben. In der Folge studierte ich Medizin und begann, als Ärztin zu praktizieren.

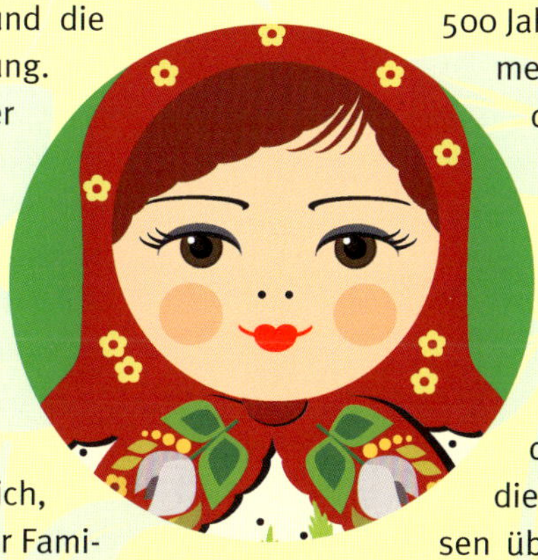

Vielleicht fragen Sie sich, warum gerade in meiner Familie Heilwissen gesammelt wurde? Die Antwort verrät ein kurzer Blick in meine Familiengeschichte. Erste Überlieferungen meiner Vorfahren väterlicherseits datieren aus dem 15. Jahrhundert. Damals herrschte Zar Iwan III. (genannt »der Große«). Schon zu dieser Zeit und in den folgenden Jahrhunderten standen die männlichen Familienangehörigen vorwiegend als Offiziere, Generäle und Beamte im Dienste der jeweiligen Herrscher. Diese Tradition endete erst mit dem Sturz der Monarchie in Russland.

Die weiblichen Verwandten bildeten das Rückgrat der Familie. Sie waren und sind – bis heute – verantwortlich für den Zusammenhalt, die Gesundheit und das Glück der Familie. Bereits aus den ältesten Überlieferungen ist in diesem Zusammenhang auch ihr Wirken als »Heilerinnen« bekannt. Es war üblich, dass das Heilwissen von der Großmutter auf die Enkelin übertragen wurde. So übergab mir meine Großmutter das mehr als 500 Jahre in der Familie gesammelte Heilwissen. Das war der größte Schatz unserer Familie, den es zu bewahren galt. Nur wenn die Großmütter frühzeitig verstorben waren, übernahmen die Mütter die Ausbildung ihrer Töchter. Auf diese Weise blieb das Wissen über die Jahrhunderte erhalten und wurde mit der Zeit immer umfangreicher.

Die Notwendigkeit, dieses Heilwissen anzuwenden, ergab sich bereits aus den Kriegsdiensten der männlichen Familienangehörigen und den dabei nicht ausbleibenden oft lebensbedrohlichen Verwundungen. Meine weiblichen Vorfahren retteten dank ihrer heilerischen Fähigkeiten so manches Leben. Es spielte dabei keine Rolle, wer der Heilung bedurfte. Die Anwendung der Volksmedizin war nicht nur auf die Familie beschränkt. Charakteristisch war das Verständnis, jedem Menschen – ohne Ansehen der Person – zu helfen.

Während des Zweiten Weltkriegs lebte meine Großmutter zeitweise im von der deutschen Wehrmacht besetzten Gebiet. Da sie sehr gut deutsch sprach, wurde bei ihr ein Offizier einquartiert. Eines Tages brachte man diesen Offizier mit einer schweren Bauchverletzung zurück in das Quartier. Bei seiner Verwundung waren die Gedärme aus dem Bauchraum hervorgequollen und er war frisch operiert. Eine derartige Verletzung zählte über Jahrhunderte zu den Verwundungen, die gewöhnlich tödlich enden. Selbst heute noch, in den Zeiten der modernen Medizin, sind in einem so schwierigen Fall schwere Komplikationen möglich. Entsprechend dieser Erfahrungswerte sagte der begleitende Arzt den Tod des Verwundeten in den nächsten Stunden voraus. Von dieser Prognose ließ sich meine Großmutter jedoch nicht abhalten und begann sofort mit der Behandlung des Patienten. Schon nach wenigen Tagen war der Verwundete auf dem Weg der Genesung.

Mein Großvater mütterlicherseits kam ebenfalls schwer verletzt aus dem Krieg zurück, er hatte drei Viertel seines Magens verloren. Nach der Behandlung durch meine Großmutter war er dennoch in der Lage, noch sehr viele Jahre zu arbeiten und zu leben.

Die wohl bekannteste »Heilerin« in der Familie war meine Urgroßmutter. Zu ihr reisten die Menschen aus ganz Russland an, um sich behandeln zu lassen. Nach den Überlieferungen konnte sie sogar den Tod eines Menschen voraussehen. Meine Großmutter erzählte mir oft von ihr. Ihren Schilderungen zufolge war sie eine außergewöhnlich kluge und gütige Frau, die viele »Wunder« für ihre Patienten bewirkte. Sie war auch die Lehrerin meiner Großmutter. Es ließe sich noch einiges über meine Familiengeschichte und das heilerische Wirken meiner weiblichen Vorfahren erzählen. Vieles vom familiären Heilwissen wird jedoch bis heute als Familiengeheimnis gut gehütet.

Die wissenschaftliche Medizin behandelt heutzutage Krankheiten oft mit nicht unbedenklichen Mitteln und Methoden. Schon der Blick auf den Beipackzettel vieler Medikamente kann bei empfindlichen Menschen Albträume auslösen. Oft bleiben Nebenwirkungen oder Spätfolgen dieser »Medizin« für den Betroffenen nicht aus. Viele können ihr Leid darüber klagen. Es wird gewöhnlich mit Kanonen auf Spatzen geschossen, obwohl es dafür keine Notwendigkeit gibt. Wenn die schulmedizinische Behandlung keine Linderung bringt, leiden die Betroffenen weiterhin an großen Schmerzen. Besonders Menschen mit schweren oder unheilbar erscheinenden Krankheiten neigen in dieser Situation dazu, jeden Strohhalm zu ergreifen, der ihnen eine

Heilung verspricht. Das ist eine völlig normale und natürliche Verhaltensweise. Es kursieren viele Informationen über sogenannte Wundermittel, die teilweise als Allheilmittel angeblich bei fast jeder Krankheit eingesetzt werden können. Meistens wird behauptet, dass diese Mittel der traditionellen asiatischen und russischen Medizin entstammen. Jedoch wird der Griff nach einem dieser Wundermittel den Patienten nicht helfen, denn kein einziges verfügt über derart immense Kräfte. Falls Ihnen daher eine lautstarke Werbung für ein Wundermittel oder eine Wunderheilung begegnet, dann sollten Sie sehr vorsichtig sein.

Ich habe lange überlegt, ob ich ein Buch über mein Wissen veröffentlichen soll. Als Ärztin hatte ich kaum Zeit, denn diese beanspruchten meine Patienten. Es war daher für mich keine leichte Entscheidung. Bei dieser Entscheidungsfindung bestärkte mich mein Ehemann sehr. Er wurde mir später auch eine große Hilfe. Er übersetzte meine Texte in die deutsche Sprache und nahm mir auch noch viel andere Arbeit ab. Auf diese Weise entstand das vorliegende Buch.

Würde man über die Gesamtheit meines Wissens ein Buch schreiben, dann ergäbe das einen sehr dicken und schweren Wälzer. Ich wollte jedoch kein Fachbuch nur für Ärzte und Heilpraktiker schreiben, sondern ein Buch für jeden, den es interessiert. Ein Buch, das in den Küchenschrank passt und in dem bei Bedarf schnell und übersichtlich Hilfe zu finden ist. Das so entstandene Buch enthält Informationen und Rezepte zu mehr als 70 häufigen Alltagserkrankungen.

Die beschriebenen Krankheiten sind den jeweiligen Organen zugeordnet, sie beginnen beim Kopf und enden bei den Füßen. Doch nicht alle Krankheiten lassen sich einem Organ zuschreiben. Daher sind die Krankheiten in einer Mischgliederung zu finden: nach Körperbereichen, -organen und Krankheitsgruppen. Diese Gliederung dient der Übersichtlichkeit und unterliegt keiner medizinischen Ordnung.

Bei den Rezepten habe ich vorrangig solche ausgewählt, deren Zutaten gewöhnlich bereits in Ihrem Haushalt vorhanden sind oder die Sie leicht beschaffen können. Nur in wenigen Fällen müssen Sie etwas mehr Mühe aufwenden. Die Zutaten für Ihre »hauseigene Apotheke« finden Sie in Gemüse- und Lebensmittelgeschäften, in eigenen Gärten, auf Wegen, Straßen, Feldern und Wiesen, in Wäldern und Parkanlagen, in Blumengeschäften, in gut geführten Reformhäusern und rezeptfrei in den Apotheken. Sie finden im Buch alle benötigten Informationen für die Herstellung, Dosierung und Anwendung der Präparate.

Oft sind frische Säfte aus Obst, Gemüse und Pflanzen – aufgrund ihrer ausgeprägten Heilkraft – wichtige Zutaten für diverse Rezepturen. Diese können Sie sehr einfach und schnell mit einem Fruchtentsafter erzeugen. Sollte dieser in Ihrem Haushalt nicht vorhanden sein, dann hilft alternativ eine Saftpresse. Ein weiteres Hilfsmittel ist ein feines Reibeisen oder ein Fleischwolf, in den Sie das zu verarbeitende Obst oder Gemüse geben. Auf diese Art und Weise erhalten Sie Brei. Diesen pressen Sie durch ein feines Leinen- oder Baumwolltuch, bis der gewünschte Saft austritt.

Für die Behandlung einiger häufiger Krankheiten können Sie auch Mixturen auf Vorrat zubereiten, die Ihnen im Bedarfsfall dann sofort zur Verfügung stehen.

Bei genauer Beachtung dieser Informationen können Sie eigentlich nichts falsch machen. Allerdings sollten Sie darauf achten, dass Sie sich nur dann selbst behandeln, wenn Ihre Krankheit zweifelsfrei diagnostiziert ist. Gegebenenfalls sollten Sie zuvor Ihren Arzt oder Heilpraktiker aufsuchen.

KRANKHEITEN UND REZEPTE

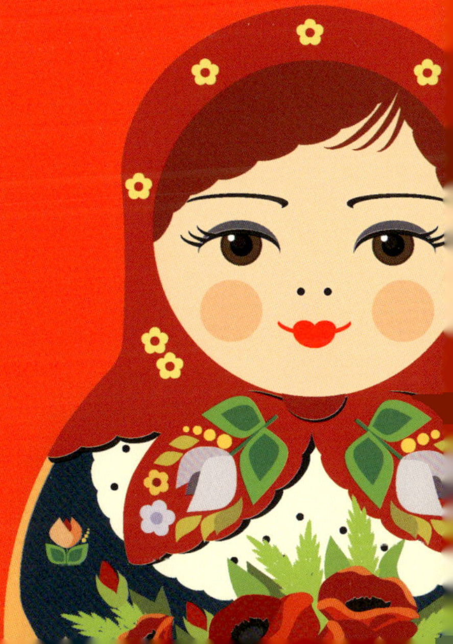

In dem folgenden Kapitel finden Sie Informationen und Empfehlungen für die Behandlung der häufigsten Alltagserkrankungen mit den Mitteln und Methoden der Russischen Volksmedizin.

Mengenangaben

Soweit nicht anders beschrieben, gelten folgende Angaben:

1 Glas = 250 ml
1/2 Glas = 125 ml
1 TL (Flüssigkeit) = 5 ml
1 EL (Flüssigkeit) = 15 ml.
Verwenden Sie bei Trockenmasse (sowohl bei EL als auch bei TL) gehäufte Mengen, wenn im Rezept nicht anders angegeben.

Für Auszüge, Aufgüsse und Sude können Heil-, Gewürz- und Gemüsepflanzen getrocknet oder frisch verwendet werden. Bei einer dahingehenden Abwandlung der Rezepte gelten folgende Mengenverhältnisse:
Sollten Sie Frischware statt Trockenware einsetzen, nehmen Sie doppelt so viel wie angegeben, denn sie enthält weniger konzentrierte Inhaltsstoffe.
Sollten Sie im Umkehrschluss Trockenware statt Frischware verwenden, nehmen Sie die Hälfte der Mengenangabe, denn sie enthält konzentrierte Inhaltsstoffe.

Unter dem Begriff »übergießen« ist zu verstehen, dass die Masse von der Flüssigkeit vollständig bedeckt wird.

KOPF UND HALS

Akute Infektion der Atemwege

Die akute Infektion der Atemwege (Infectio respirators) gehört zu den häufigsten Erkrankungen des Menschen. Sie wird meistens durch Viren ausgelöst. Das Leben des modernen Menschen in wirtschaftlichen Ballungsgebieten, sein Aufenthalt in größeren Menschengruppen und der weltweite Reiseverkehr schaffen für die Krankheitserreger sehr günstige Bedingungen. Sie können sich nahezu unbegrenzt und in kurzer Zeit über große Gebiete und auch Ländergrenzen hinweg ausbreiten und übertragen. Für Viren typisch ist die Übertragung durch eine Tröpfcheninfektion. Nicht umsonst rät man jemandem, der niesen muss, ein Taschentuch oder die Hand vor die Nase zu halten. Ein derartiges Niesen kann bereits ausreichen, um einen anderen Menschen anzustecken. Von einer Infektion sind hauptsächlich die oberen Atemwege betroffen, wobei daraus eine Entzündung der Atemwege resultiert. Die Schleimhäute des Nasen-Rachen-Raumes sind dann ebenfalls entzündet. Hinzu kommen Absonderungen in den entzündeten Atemwegen. Aber auch die unteren Atemwege, wie Luftröhre und Bronchien, können betroffen sein. Zu den typischen Begleiterscheinungen gehören Husten, Halsschmerzen, Heiserkeit, eine verstopfte Nase, Kopf- und Gliederschmerzen, Schluckbeschwerden, erhöhte Temperatur, Schüttelfrost, Ohrenschmerzen und Schnupfen.

Für die Behandlung einer akuten Infektion der Atemwege kennt die Russische Volksmedizin verschiedene bewährte Rezepte. Sie lindern gewöhnlich innerhalb weniger Tage die Infektion.

■ Bei einer beginnenden akuten Infektion ist ein Aufguss der Himbeere sehr wirksam. Dazu 1 TL getrocknete Himbeeren (Rubus idaeus) mit 1 Glas kochendem Wasser übergießen, den Aufguss 5 Minuten stehen lassen, dann den Saft einer halben Zitrone (Citrus x limon) und 1 EL Wodka (40 %) ergänzen. Diesen heißen Aufguss trinken Sie vor dem Schlafen und decken sich danach warm zu. Meist ist am nächsten Morgen die Infektion verschwunden.

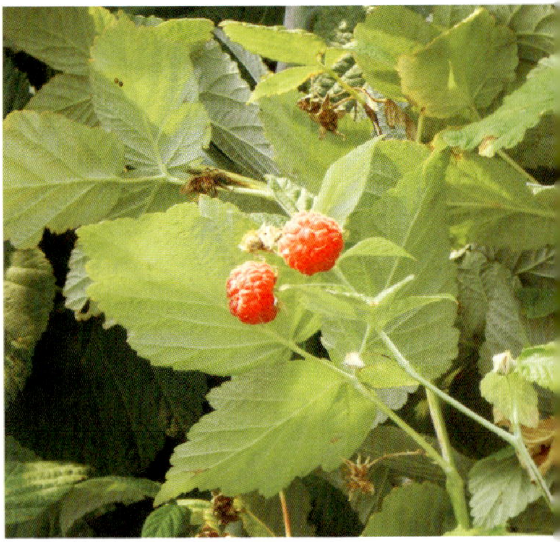

Himbeeren *(Rubus idaeus)*

Bewährte Mittel der Volksmedizin sind auch die folgenden Rezepte. Gewöhnlich verschwindet die Erkrankung dadurch bereits nach 4 bis 5 Tagen. Sie können davon ein beliebiges Rezept auswählen und anwenden:

- Mischen Sie den frischen Saft von 1 Zitrone (Citrus x limon) mit 1 EL Honig. Diese Mischung nehmen Sie 3-mal am Tag ein.

- Mischen Sie den frischen Saft der Möhre (Daucus carota) im Verhältnis 1 zu 1 mit Honig und nehmen davon täglich 2- bis 3-mal 2 TL ein.

- Zerreiben Sie 1 kleine Knoblauchknolle (Allium sativum) und vermischen die Masse mit 3 EL Honig. Davon nehmen Sie täglich 3-mal 1 TL und trinken anschließend 1 Glas warmes abgekochtes Wasser.

- Oft ist zeitgleich auch die Nase verstopft. Ein altbewährtes Mittel dagegen ist Lavendelöl (Oleum lavandulae). Geben Sie täglich über 2 bis 3 Tage mehrmals 2 bis 3 Tropfen Lavendelöl in jedes Nasenloch.

Angina

Vielen Menschen ist die Angina (Tonsillitis) bereits aus dem Kindheits- und Jugendalter bekannt. Entweder man litt selbst an ihr oder ein Mitschüler fehlte in der Klasse und auf Nachfrage bekam man die Antwort – er sei krank und liege mit Angina im Bett. Die Angina ist eine anstekkende eitrige akute Entzündung der Gaumenmandeln, die durch Streptokokken (Bakterien) verursacht wird. Gehäuft tritt Angina während der Winter- und Frühjahrsmonate auf, oft im Zusammenhang mit einer Erkältung. Überwiegend sind davon Kinder und Jugendliche betroffen.

Die Entzündungsprozesse führen zur schmerzhaften Schwellung und Rötung der Gaumenmandeln, es folgen starke Schluckbeschwerden. Auf den Mandeln erscheinen eitrige Beläge, die streifenartig, punktförmig oder schmierig aussehen und ein Hinweis auf Bakterien sind.

Für die Behandlung einer Angina kennt die Russische Volksmedizin verschiedene bewährte Rezepte. Sie besänftigen gewöhnlich innerhalb weniger Tage die Entzündung.

- Das wirksamste Mittel (im beliebigen Stadium der Krankheit) ist die Propolis. Dazu nehmen Sie ein Stückchen von der Größe einer grünen Erbse und kauen es langsam nach dem Essen. Es kommt dabei zu einem leichten Brennen im Mund und einer schwachen Anämie der Sprache. Über den Tag verteilt ist es empfehlenswert, insgesamt 5 g Propolis auf diese Weise zu essen.

Propolis ist ein Bienenprodukt, das beim Imker oder in der Apotheke erhältlich ist.

Es verfügt über mikrobizide, schmerzstillende und entzündungshemmende Eigenschaften. Eine Gegenanzeige zur Anwendung kann die allergische Reaktion auf Propolis oder seine Präparate sein.

▮ Soforthilfe bei akuten Beschwerden leistet die Mischung aus je 1 EL getrockneten Blüten der Ringelblume (Calendula officinalis), Salbeikraut (Salvia officinalis) und Eukalyptusblättern (Eucalyptus). Übergießen Sie die Mischung mit ½ l kochendem Wasser, lassen den Aufguss 20 Minuten stehen und sieben ihn durch. Gurgeln Sie damit (Zimmertemperatur) mehrmals am Tag. Die Beschwerden verringern sich innerhalb von 1 bis 2 Tagen spürbar.

Bewährte Mittel der Volksmedizin sind auch die folgenden Rezepte. Davon können Sie ein beliebiges Rezept auswählen und anwenden:

▮ Pressen Sie 1 Glas frischen Saft der roten Beete (Beta vulgaris), ergänzen 1 ½ TL Essig (6 %) und gurgeln damit 3- bis 4-mal am Tag.

▮ Mischen Sie 1 Glas frischen Saft der Moosbeere (Vaccinium oxycoccos oder Vaccinium macrocarpon) mit 1 TL hellem Honig und gurgeln mit dieser warmen Mischung 4- bis 5-mal am Tag. Die Moosbere ist in Deutschland auch als Cranberry bekannt. Für dieses Rezept ist heller Honig zwingend.

▮ Kochen Sie 20 g getrocknete Schalen des Granatapfels (Punica granatum) auf kleiner Hitze für 30 Minuten in 200 ml Wasser, lassen den Sud 30 Minuten stehen, sieben ihn durch und gurgeln damit 4- bis 5-mal am Tag.

▮ Zerhacken Sie 40 g frische Fichtennadeln (Picea), kochen die Masse auf kleiner Hitze für 20 Minuten in 200 ml Wasser, lassen den Sud 2 Stunden stehen und gurgeln damit alle 2 Stunden.

▮ Geben Sie 100 g frisches Johanniskraut (Hypericum perforatum) in eine Flasche, füllen sie mit ½ l Wodka (40 %) auf und

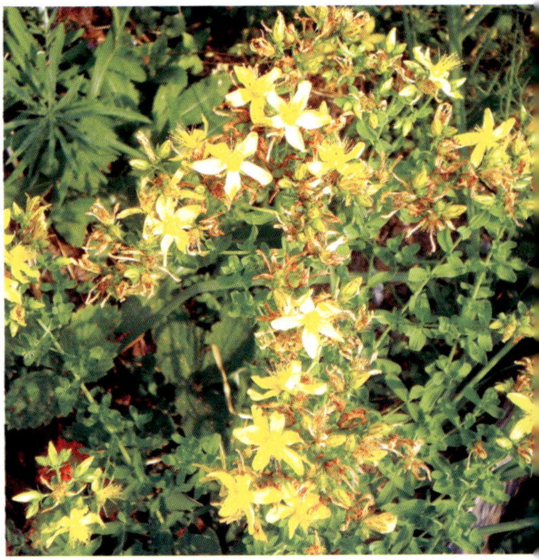

Johanniskraut *(Hypericum perforatum)*

lassen die fest geschlossene Flasche 7 Tage stehen, dabei die Flüssigkeit öfter aufschütteln. Geben Sie jeweils 30 bis 40 Tropfen davon in 1 Glas warmes abgekochtes Wasser und gurgeln mit dieser Lösung alle 2 Stunden.

Das Präparat kann in der fest geschlossenen Flasche über mehrere Monate an einem dunklen und kühlen Ort aufbewahrt werden und steht dadurch jederzeit sofort zur Verfügung.

Arterienverkalkung

Alle Menschen sind mit zunehmendem Alter von einer Arterienverkalkung (Arteriosklerose) gefährdet. Es handelt sich um eine Ablagerung in den Schlagadern, die verschiedene Ursachen hat. Dabei setzt sich immer mehr Fett an die Gefäßwände, das zu einer Verengung und Verhärtung der Innenwände dieser Adern führt, sie verkalken und verlieren ihre Elastizität. Es können Durchblutungsstörungen, Herzinfarkt, Angina Pectoris und Nierenversagen folgen.

Erfolgt diese »Gefäßverkalkung« auch im Gehirn, kommt es dort in der Folge ebenfalls zu Durchblutungsstörungen mit nachlassenden Hirnfunktionen, wie Gedächtnisstörungen, Schwindel und Verwirrtheit. Entsprechend der jeweils betroffenen Hirnregion können auch noch andere Ausfallserscheinungen auftreten, wie Gefühllosigkeit in Armen und Beinen oder Sehstörungen. Ist die Gefäßverengung sehr stark oder platzt ein Hirngefäß, dann kommt es zu einem Schlaganfall.

Für die Behandlung einer Arterienverkalkung kennt die Russische Volksmedizin verschiedene bewährte Rezepte. Sie können das allgemeine Befinden des Betroffenen wesentlich verbessern.

Bei Krämpfen der Hirn- und Herzgefäße sowie daraus resultierender Atemnot ist ein bewährtes Mittel das Knoblauchöl. Es lindert die Krämpfe, weitet und reinigt die Gefäße.

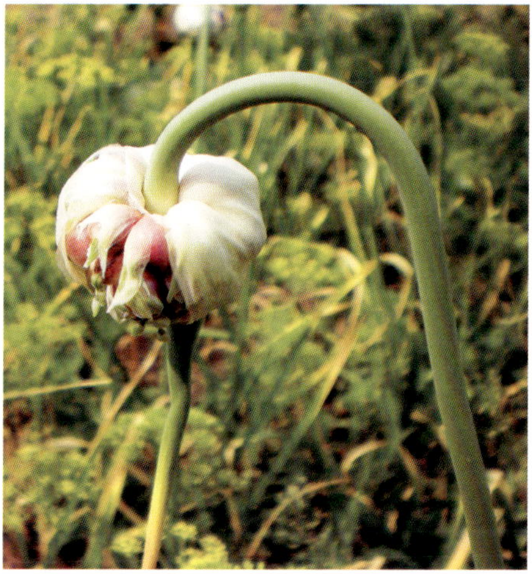

Knoblauch *(Allium sativum)*

Für die Zubereitung des Öls schälen und zerreiben Sie 1 mittelgroße Knoblauchknolle (Allium sativum), geben die Masse

in ein Glas, übergießen sie mit 1 Glas nicht raffiniertem Sonnenblumenöl und stellen das geschlossene Behältnis über Nacht in den unteren Teil des Kühlschranks.
Zur Anwendung mischen Sie 1 TL Knoblauchöl mit je 1 TL geriebener Schale und Saft der Zitrone (Citrus x limon). Diese Mischung nehmen Sie über 1 bis 3 Monate 3-mal am Tag 30 Minuten vor dem Essen ein. Nach einer Pause von 1 Monat wiederholen Sie diese Kur.

Traditionell wird bei Arterienverkalkung der Aufguss der Besenheide (Calluna vulgaris) verwendet. Er reguliert den Blutdruck, erhöht die Elastizität der Gefäße und befreit sie von Fettablagerungen.
Dazu übergießen Sie 1 EL frisch gehackter oberer Pflanzenteile der Besenheide mit ½ l kochendem Wasser, den Aufguss für 10 Minuten unter schwacher Hitze aufkochen, dann 3 Stunden stehen lassen und durchsieben. Davon trinken Sie täglich über unbegrenzte Zeit in der ersten Woche 1/2 Glas und danach 1 Glas.

Bewährte Mittel der Volksmedizin sind auch die folgenden Rezepte. Sie erhöhen die Elastizität der Gefäße, befreien von Fettablagerungen und regulieren den Blutdruck. Davon können Sie ein beliebiges Rezept auswählen und anwenden:

- Besonders bei einer Verkalkung im Gehirn wird traditionell eine Mischung aus Zwiebeln (Allium cepa) und Honig verwendet. Dazu vermischen Sie 1 Glas frisch gepressten Zwiebelsaft und 1 Glas Honig. Sehr dicker Honig kann zuvor im Wasserbad etwas erwärmt werden. Von dieser Mischung nehmen Sie täglich über unbegrenzte Zeit 3-mal 1 Stunde vor oder 2 bis 3 Stunden nach dem Essen 1 EL ein. Dieses Mittel normalisiert auch den Blutkreislauf.

- Dem Wiesenklee (Trifolium pratense) wird eine ausgezeichnete Wirksamkeit nachgesagt. Dazu sammeln Sie am Anfang der Blüte die frischen Blütenstände des Wiesenklees, geben davon 40 g in

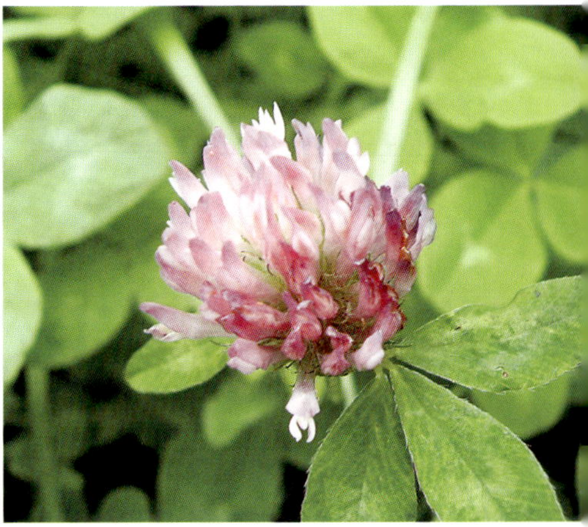

Wiesenklee *(Trifolium pratense)*

eine Flasche, übergießen sie mit ½ l Wodka (40 %), lassen die fest verschlossene Flasche für 2 Wochen stehen und

sieben dann die Flüssigkeit durch, dabei die Blüten ausdrücken.
Davon nehmen Sie täglich über 3 Monate vor dem Mittagessen oder vor dem Schlafen 1 EL. Besonders geeignet ist dieses Mittel auch für Diabetiker, denn es reguliert zusätzlich den Blutzuckerspiegel.

Fieber

Fieber (Febris), eine Erhöhung der Körpertemperatur, ereilt den Betroffenen meist überraschend. Es ist die sichtbare Begleiterscheinung der Reaktion unserer körpereigenen Immunabwehr auf äußere oder innere Einflüsse, gewöhnlich infolge einer Infektion, und keine eigenständige Erkrankung. Normalerweise beträgt die Körpertemperatur am Morgen 36,5 °C im After (rektal), 36,2 °C unter der Zunge (oral) und 36,0 °C unter der Achsel (axillär). Im Tagesverlauf kann die Körpertemperatur um etwa 1 °C ansteigen und erreicht ihren Höchstwert am späten Nachmittag. Die genaueste Messung der Körpertemperatur ist im After (rektal).
Ausgehend von den rektalen Messwerten werden verschiedene Fieberarten unterschieden:
erhöhte Temperatur: unter 38 °C (noch kein Fieber);
mäßiges Fieber: bis 39 °C;
hohes Fieber: über 39 °C.
Längeres sehr hohes Fieber kann das Leben und die Gesundheit gefährden. Daher muss es schnellstens abgesenkt werden. Sollte keine ärztliche Hilfe verfügbar sein, kann sich der Betroffene auch selbst helfen.
Für die schnelle und wirksame Reduktion von Fieber kennt die Russische Volksmedizin verschiedene bewährte Rezepte.

- Sehr hohes Fieber lässt sich innerhalb von 1 Stunde wesentlich senken durch die Lösung aus Apfelessig (6 %) und Wasser im Verhältnis 1 zu 10. Dazu durchfeuchten Sie ein Handtuch in der Lösung und reiben damit den ganzen Körper ab, beginnen Sie beim Hals und enden bei den Beinen. Anschließend trocknet der Körper an der Luft und wird dann warm zugedeckt.

Im Folgenden zwei Rezepte für die Herstellung von traditionellem Apfelessig:

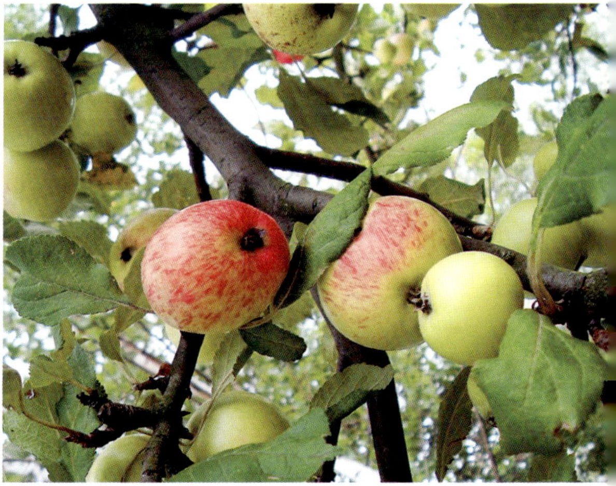

Apfel *(Malus)*

1. Sammeln Sie sehr reife Äpfel (auch überreife Äpfel oder Fallobst sind möglich). Am besten eignen sich Äpfel aus dem eigenen Garten, gewachsen ohne chemischen Dünger und frei von schädlichen Chemikalien. Die Äpfel gut waschen, sehr klein schneiden oder in Stücke zerdrücken, die Masse in ein emailliertes Geschirr geben, klaren Zucker dazugeben (auf 1 kg süße Äpfel ergänzen Sie 50 g Zucker, sollten die Äpfel sauer sein, ergänzen Sie 100 g Zucker) und mit heißem Wasser (etwa 70 °C) übergießen. Das Wasser soll dabei das Niveau der Äpfel im Verhältnis 4 zu 3 übersteigen. Das abgedeckte Geschirr an einen warmen Ort (aber nicht in die Sonne) stellen und die Masse mindestens 2-mal am Tag durchrühren, damit sie oben nicht trocken wird. Nach 2 Wochen die Flüssigkeit durch 2 bis 3 Schichten Mull sieben und für die Gärung in große Flaschen umfüllen. Achten Sie dabei darauf, dass die Flaschen nur im Verhältnis von 5 zu 7 gefüllt werden (durch die Gärung wird die Flüssigkeit aufsteigen und kann überlaufen) und sie nochmals für 2 Wochen an einen warmen Ort stellen, danach ist der Essig fertig.

Den fertigen Essig vorsichtig in neue Flaschen umfüllen, dabei nicht schütteln, um die Ablagerung auf dem Grund nicht aufzuwirbeln. Die Ablagerung kann später durch einige Schichten Mull gesiebt und die gewonnene Flüssigkeit ebenfalls in die Flaschen gegeben werden. Dann die Flaschen gut verschlossen (günstig ist die Abdichtung mit Paraffin), an einem dunklen Ort bei Zimmertemperatur aufbewahren.

2. Sammeln Sie reife oder überreife Äpfel, entfernen Sie die wurmigen und verfaulten Stellen und waschen Sie die Äpfel gut. Danach zerreiben Sie die Äpfel zusammen mit der Schale und dem Kerngehäuse oder drehen sie durch den Fleischwolf. Die Masse in ein großes Glas, ein tönernes- oder emailliertes Geschirr geben und mit abgekochtem Wasser (etwa 70 °C) im Verhältnis 1 zu 1 übergießen. Auf jeden Liter der Mischung 100 ml Honig (Honig ergänzt auch das Defizit an

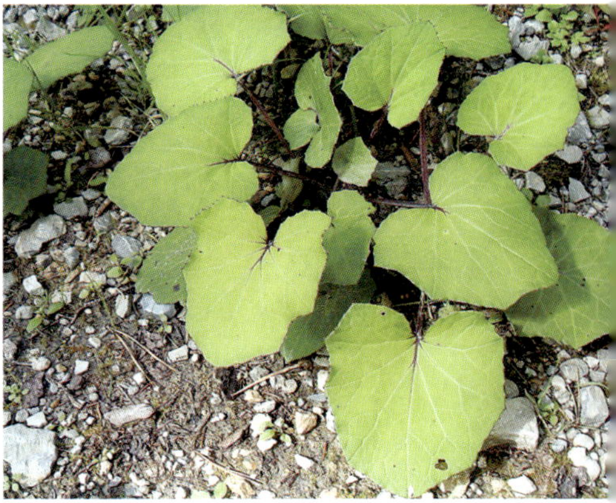

Huflattich *(Tussilago farfara)*

Kalium), 10 g Kornhefe und 20 g trockenes Schwarzbrot zugeben, um den Prozess der Gärung zu beschleunigen. Das

mit einer Serviette abgedeckte Geschirr für 10 Tage an einen dunklen warmen Ort (etwa 30 °C) stellen, dabei die Mischung 3-mal am Tag mit einem Holzlöffel durchrühren. Danach die Flüssigkeit durch Mull sieben und in einen Behälter mit einem breiten Flaschenhals umfüllen. Auf jeden Liter Flüssigkeit nochmals 50 bis 100 ml Honig (nur im Notfall Zucker verwenden) zugeben, alles gut vermischen, den Behälter mit in mehrere Schichten gelegten Mull verschließen und zur Fortsetzung der Gärung wieder an einen dunklen warmen Ort stellen.
Nach etwa 40 bis 50 Tagen beginnt sich der Essig zu klären und wird durchsichtig, ein Zeichen dafür, dass die Gärung beendet ist. Die Flüssigkeit durch Mull sieben, in Flaschen füllen und die fest geschlossenen Flaschen an einem dunklen Ort bei Zimmertemperatur aufbewahren.
Hinweis: Alternativ können Sie im Handel auch einen nach biologischem Verfahren hergestellten Apfelessig erwerben, der vor und nach der Abfüllung nicht erhitzt wurde. Nur so ein Apfelessig enthält alle wertvollen und aktiven Inhaltsstoffe und ähnelt dem selbst gewonnenen Apfelessig.

- Bei hohem Fieber hat sich der Aufguss aus 2 EL getrockneten Himbeeren (Rubus idaeus), 2 EL Blüten des Huflattichs (Tussilago farfara) und 1 EL Oregano (Origanum vulgare) bewährt. Übergießen Sie die Mischung mit 1 l kochendem Wasser, lassen den Aufguss 20 Minuten stehen und sieben ihn durch. Von diesem Aufguss trinken Sie 4-mal am Tag jeweils 1/4 Glas.

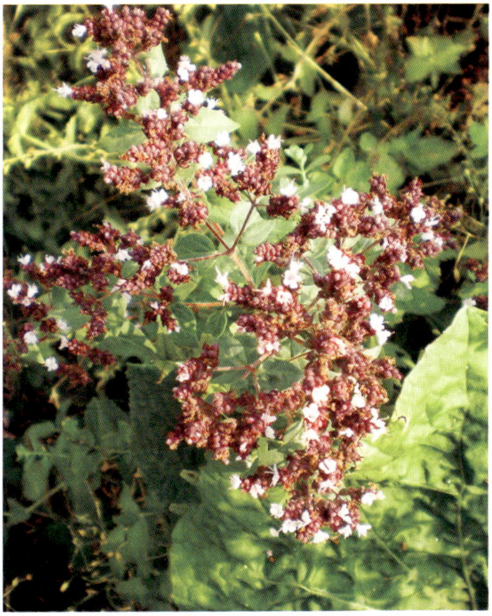

Oregano *(Origanum vulgare)*

Bewährte Mittel der Volksmedizin sind auch die folgenden Rezepte. Sie können davon ein beliebiges Rezept auswählen und anwenden:

- Legen Sie alle 2 bis 3 Stunden eine Kompresse mit einer Mischung aus 2 geriebenen Kartoffeln (Solanum tuberosum) und 1 EL Apfelessig (6 %) auf die Stirn. Dazu geben Sie die Mischung auf ein Stück Baumwollstoff und falten es danach zusammen.

Mischen Sie 1 Glas frischer Moosbeeren (Vaccinium oxycoccos oder Vaccinium macrocarpon) mit 1 EL Zucker. Die Moosbere ist in Deutschland auch als Cranberry bekannt.Von dieser Mischung essen Sie alle zehn Minuten 1 EL, dabei die Beeren sorgfältig zerkauen.

Halsschmerzen

Halsschmerzen oder Rachenentzündung (Pharyngitis) verbinden viele Menschen mit schmerzhaften Schluckbeschwerden. Für den Betroffenen wird das Essen und Schlucken meist zur Qual. Halsschmerzen sind ein häufig auftretendes Merkmal einer isolierten, durch Viren oder Bakterien verursachten Infektion, meist einer Erkältung. Die Krankheitskeime verursachen die Entzündung der Schleimhaut im Halsbereich. Je nachdem, wo sich die Erreger ansiedeln, werden verschiedene Entzündungen unterschieden, wie Angina, Kehlkopfentzündung etc. Gewöhnliche Beschwerden sind Rötung, Kratzen, Schluckbeschwerden, häufig auch Fieber. Weitere typische Beschwerden sind abhängig von den ursächlichen Erkrankungen, die den Halsschmerzen zugrunde liegen können. Außer durch Bakterien und Viren können Halsschmerzen auch durch Überbeanspruchung der Stimme und Reizung der Atemwege (wie durch Chemikalien oder Staub) ausgelöst werden.
Für die Heilung der Entzündung kennt die Russische Volksmedizin verschiedene bewährte Rezepte.

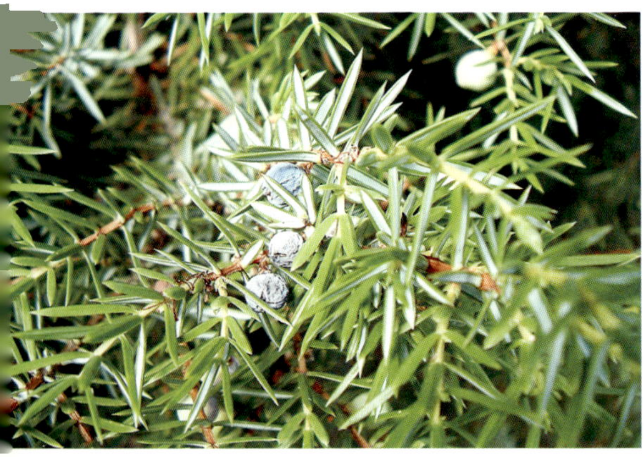

Wacholderbeeren *(Juniperus communis)*

Beginnende Entzündungen im Hals bekämpft der Knoblauch (Allium sativum) effektiv. Bei den ersten Merkmalen von Halsschmerzen sollten Sie daher sofort 3 frische Knoblauchzehen essen. Knoblauch ist ein natürliches Antibiotikum und wirkt desinfizierend. Wenn Ihnen der Geruch unangenehm ist, können Sie auch hoch dosierte medizinische Präparate des Knoblauchs verwenden.
Der frische Knoblauch verursacht im Mund einen brennenden Schmerz.

Kauen und schlucken Sie täglich nach dem Essen über 3 bis 4 Tage 3-mal sorgfältig 3 getrocknete Wacholderbeeren (Juniperus communis).
Beachten Sie dabei: Wacholderbeeren sind leicht giftig. Die Überdosierung kann

zu schweren gesundheitlichen Schäden führen. Deshalb darf die im Rezept empfohlene Dosierung keinesfalls überschritten werden.

Bewährte Mittel der Volksmedizin sind auch die folgenden Rezepte. Davon können Sie ein beliebiges Rezept auswählen und anwenden:

- Kochen Sie einige gewaschene ungeschälte Kartoffeln (Solanum tuberosum) gar, gießen dann das Wasser ab und zerquetschen die Kartoffeln mitsamt der Schale. Die noch heiße Masse geben Sie in eine saubere trockene wollene Socke, legen sie um den Hals, wickeln ein warmes Umschlagtuch darüber und behalten die Kompresse möglichst über Nacht.

- Geben Sie in 1 Glas warmes Wasser 1 TL Zitronensäure (in der Apotheke erhältlich) und 2 EL Wodka (40 %). Mit dieser Lösung gurgeln Sie 5- bis 6-mal am Tag, danach jeweils für 30 Minuten nichts essen oder trinken.

- Übergießen Sie 1 EL Fichtennadeln (Picea), 1 EL geriebenen Meerrettich (Armoracia rusticana) und 1 EL Honig mit 1 l kochendem Wasser, lassen den Aufguss 30 Minuten stehen, sieben ihn durch und gurgeln damit 5- bis 6-mal am Tag.

Kehlkopfentzündung

Die Hauptbegleiterscheinung einer Kehlkopfentzündung (Laryngitis) ist Heiserkeit bis zur Stimmlosigkeit. Die Kehlkopfentzündung verursacht eine akute oder chronische Entzündung der Kehlkopfschleimhaut. Eine akute Entzündung wird überwiegend durch Virusinfekte der oberen Luftwege verursacht, häufig infolge einer entzündlichen Erkrankung der Nase oder des Rachens. Oft wird sie von einem trockenen, quälenden Husten begleitet. Der chronische Verlauf tritt besonders häufig bei Personen mit starker Stimmbelastung oder bei Rauchern auf. Gewöhnlich heilt die akute Kehlkopfentzündung innerhalb von wenigen Tagen folgenlos aus. In seltenen Fällen können Komplikationen auftreten wie Atemnot, dann ist jedoch die Behandlung im Krankenhaus angeraten.

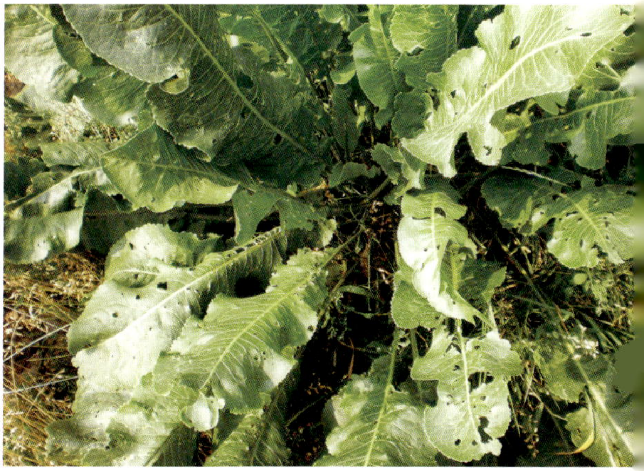

Meerrettich *(Armoracia rusticana)*

Allgemein wird bei einer Kehlkopfentzündung dazu geraten, die Stimme zu schonen und nicht zu sprechen. Dieser Rat ist besonders unangenehm, wenn der Betroffene im Alltag wesentlich auf seine Stimme angewiesen ist, wie Lehrer oder Sänger. Dieser misslichen Situation kann jedoch mithilfe folgender Rezepte abgeholfen werden.

- Beim Verlust der Stimme wirkt der Anissamen (Pimpinella anisum) sehr schnell. Dazu kochen Sie für 10 bis 15 Minuten 1/2 Glas Samen in 200 ml Wasser auf kleiner Hitze, sieben dann den Sud durch, ergänzen 1 EL Kognak und 2 EL Honig und lassen die Mischung nochmals 5 Minuten aufkochen. Davon nehmen Sie alle 30 bis 40 Minuten 1 EL.

- Bei Heiserkeit der Stimme ist es empfehlenswert, so lange 2 frische Eigelbe mit Zucker zu verrühren, bis die Mischung eine weiße Farbe annimmt. Dann ergänzen Sie 1 EL Sahne und nehmen davon über 2 bis 3 Tage, zwischen den täglichen Mahlzeiten, kleinere Portionen ein.

Bewährte Mittel der Volksmedizin sind auch die folgenden Rezepte. Davon können Sie ein beliebiges Rezept auswählen und anwenden:

- Bereiten Sie sich 4 bis 5 frische ungeschälte Kartoffeln (Solanum tuberosum) zu und pressen danach ihren Saft aus.

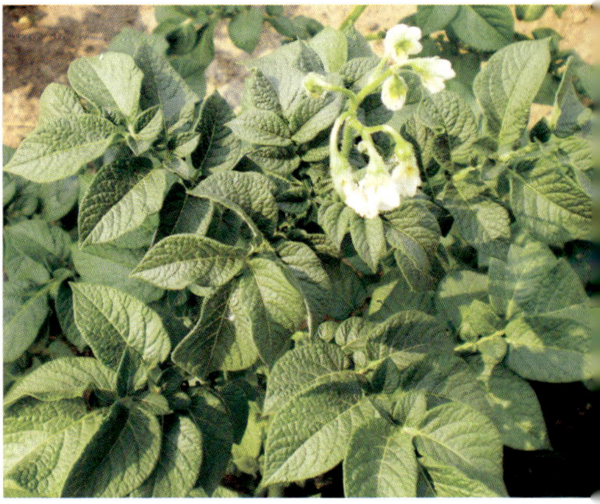

Kartoffeln *(Solanum tuberosum)*

Als Erstes waschen Sie die Kartoffeln (vorzugsweise mit roter Schale) sorgfältig mithilfe einer Bürste, entsaften dann die Kartoffeln mit ihrer Schale (manuell oder im Entsafter), geben den Saft in ein Glas und lassen das Glas 30 Minuten stehen, bis sich die Stärke abgesetzt hat. Danach gießen Sie den Saft vorsichtig in ein anderes Glas ab. Davon trinken Sie täglich bis zur Genesung 1-mal 30 Minuten vor dem Essen 1/4 Glas.
Mit diesem Saft gurgeln Sie täglich über 3 Wochen 3- bis 4-mal, wobei er für jede Anwendung frisch zubereitet werden muss.

- Übergießen Sie 1 EL getrocknetes gehacktes Huflattichkraut (Tussilago farfara) mit 1 Glas kochendem Wasser und lassen den Aufguss 30 Minuten stehen. Davon trinken Sie täglich über 2 Wochen

4-mal 1/4 Glas. Dieser Aufguss eignet sich auch, um zu inhalieren.

▮ Mischen Sie frischen Möhrensaft (Daucus carota) mit Honig im Verhältnis 1 zu 1 und nehmen 1 EL davon 4- bis 5-mal am Tag.

▮ Übergießen Sie 1 Glas frisch geriebene Möhren (Daucus carota) mit ½ l Milch und lassen die Mischung für 30 Minuten unter kleiner Hitze aufkochen. Von der warmen Mischung essen Sie täglich über 2 bis 3 Wochen 3-mal 1/2 bis 1 Glas.

▮ Übergießen Sie 3 TL frische gehackte Zwiebeln (Allium cepa) mit ½ l Wasser, kochen die Mischung auf, lassen dann den Sud 4 Stunden stehen und sieben ihn durch. Damit gurgeln Sie täglich über 1 bis 2 Wochen 3- bis 4-mal.

▮ Schneiden Sie 1 mittlere Zwiebel (Allium cepa) klein, geben darüber 2 TL Zucker und Wasser (3/4 Glas), verkochen die Mischung zu einer dicken Masse und mischen sie dann im Verhältnis 1 zu 1 mit Honig. Von dieser Masse nehmen Sie täglich über 3 bis 4 Wochen 3- bis 4-mal 1 EL.

Kopfläuse

Menschliche Kopfläuse (Pediculus humanus capitis) sind immer noch weit verbreitet, besonders dort, wo viele Menschen auf engstem Raum zusammenleben. Die persönliche Hygiene spielt dabei nur eine untergeordnete Rolle. Die menschliche Kopflaus ist ein Parasit, dessen einziger Wirt der Mensch ist und der sich ausschließlich von menschlichem Blut ernährt. Sein natürlicher Lebensraum ist die Kopfbehaarung des Menschen, gewöhnlich die Nacken-, Ohren- und Schläfengegend. Etwa alle zwei bis drei Stunden saugt die Kopflaus Blut. Dabei durchsticht sie mit ihrem Stechrüssel die Haut und hinterlässt jeweils etwas Speichel, der das Blut am vorzeitigen Gerinnen hindert.
Dadurch kann es zu Juckreiz und infolge von Verunreinigungen oder durch Kratzen zu Entzündungen der Haut und weiteren Komplikationen kommen. Normaler-

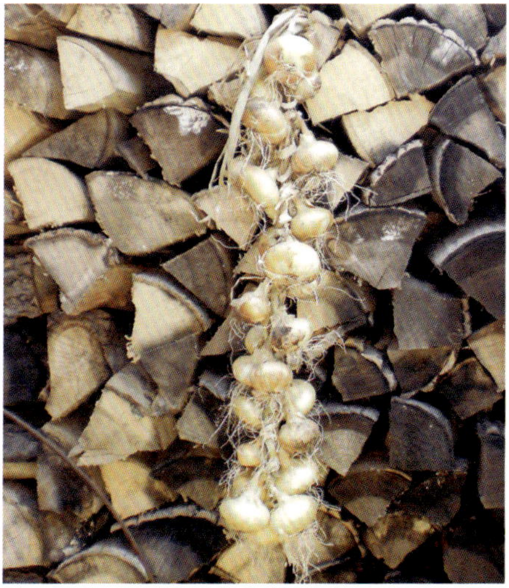

Zwiebeln *(Allium cepa)*

weise geschieht die Übertragung der Kopflaus von Mensch zu Mensch durch den direkten Haarkontakt, denn die Kopflaus kann nicht springen oder fliegen. Kommen aber »Köpfe« zusammen, dann kann sich die Kopflaus übertragen. Bedingt durch diesen Übertragungsweg sind besonders Kinder betroffen, die sich in Schulen, Kindergärten oder anderen Gemeinschaftseinrichtungen aufhalten und dort ihre Köpfe »zusammenstecken«. Nur gelegentlich gibt es auch andere Übertragungswege z.B. durch Kissen, Bürsten, Kämme, Kopfbedeckungen und Kleidungsstücke, denn länger als 24 Stunden überlebt keine Kopflaus ohne ihren Wirt.

Allerdings ist ein Kopflausbefall kein unlösbares Problem, denn es ist keine schwere Erkrankung. Läuse sind zwar sehr »ansteckend«, doch es gibt auch eine schnelle Abhilfe.

Gegen Kopfläuse kennt die Russische Volksmedizin verschiedene bewährte Rezepte. Sie können alternativ ein beliebiges Rezept auswählen und anwenden:

- Cremen Sie über 5 bis 7 Tage 1-mal am Tag die Haare und die Kopfhaut dick mit normaler Mayonnaise ein, decken alles für 2 Stunden dicht mit Kunststofffolie ab und geben darüber ein warmes Tuch. Danach waschen Sie die Haare gründlich und kämmen die Haare mit einem Nissenkamm aus.

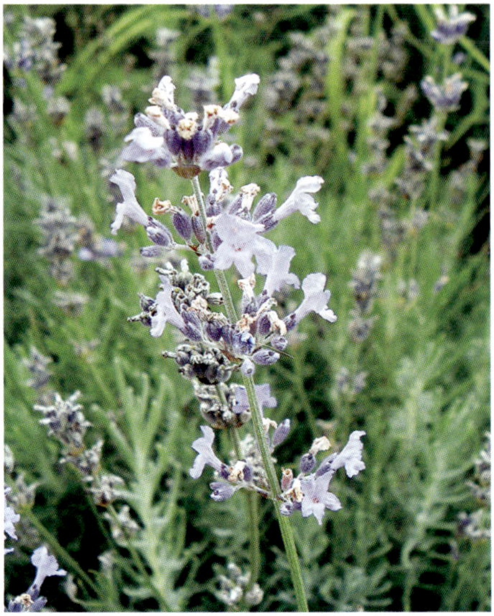

Lavendel *(Lavendula angustifolia)*

- Reiben Sie über 5 bis 7 Tage 1-mal am Tag die Kopfhaut gut mit Lavendelöl (Oleum lavandulae) ein, zusätzlich geben Sie einige Tropfen des Öls auf einen Nissenkamm und kämmen damit das Haar aus. Danach bedecken Sie den Kopf für 2 Stunden dicht mit Kunststofffolie und kämmen anschließend das Haar noch mal mit einem Nissenkamm durch. Beachten Sie: Das Haar nach dieser Prozedur nicht waschen!

- Feuchten Sie täglich über 5 bis 7 Tage 1-mal die Haare gut mit Apfelessig (Rezepte siehe S. 21 ff.) an, decken alles für 1 Stunde dicht mit Kunststofffolie ab und legen ein warmes Tuch darüber.

Danach kämmen Sie das Haar mit einem Nissenkamm aus. Bei dieser Anwendung das Haar anschließend nicht waschen.

▮ Vermischen Sie 2 bis 3 EL Birkenteer mit 1 Flasche (250 ml) gewöhnlichem Haarshampoo. Davon geben Sie über 3 bis 4 Tage 1-mal am Tag einen Teil auf das Haar, seifen es damit über 10 Minuten kräftig ein und decken dann alles für 2 Stunden dicht mit Kunststofffolie ab. Danach waschen Sie das Haar gründlich mit einem normalen Haarshampoo, trocknen es und kämmen es dann mit einem Nissenkamm aus.

Kopfschmerz

Unter Kopfschmerz leiden Menschen der verschiedensten Altersgruppen. Er gehört zu den häufigsten gesundheitlichen Beeinträchtigungen. Entsprechend seiner Ursache wird nach primärem und sekundärem Kopfschmerz unterschieden. Zu den primären Kopfschmerzen gehören der Spannungskopfschmerz, die Migräne und der Cluster-Kopfschmerz, wobei Migräne und Spannungskopfschmerz auch kombiniert auftreten können.
Die Medizin kennt heute über 220 verschiedene Arten von Kopfschmerz. Falls keine ernsthafte Erkrankung als Grund vorliegt, kann man sich in vielen Fällen selbst helfen.

Für die Behandlung von Kopfschmerz kennt die Russische Volksmedizin verschiedene bewährte Rezepte. Gewöhnlich verschwindet der Kopfschmerz damit sehr schnell.

▮ Vorbeugend gegen Kopfschmerz wirkt die Gemeine Schafgarbe (Achillea millefolium). Dazu übergießen Sie 1 EL getrocknetes Kraut der Schafgarbe mit 1 Glas kochendem Wasser, lassen den Aufguss für 5 bis 7 Minuten unter kleiner Hitze aufkochen und dann abkühlen. Davon trinken Sie täglich über 7 bis 10 Tage 3-mal 20 Minuten vor dem Essen 1/2 Glas.

▮ Sehr hartnäckigen dauerhaften Kopfschmerz verhindert der frische Saft aus 1 kg Möhren (Daucus carota) und 200 g Blättern des Spinats (Spinacia oleracea). Dazu trinken Sie täglich über 1 Monat

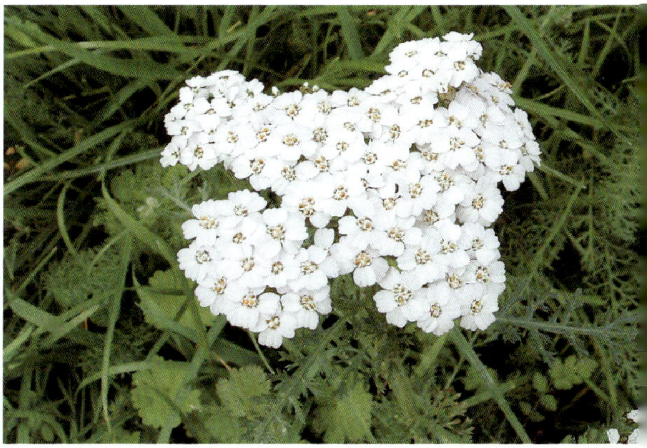

Gemeine Schafgarbe *(Achillea millefolium)*

1-mal 1 Stunde vor dem Mittagessen ½ l von diesem Saft.

- Bei dauerhaftem Kopfschmerz kann der Saft frischer Kartoffeln (Solanum tuberosum) ebenfalls helfen (siehe S. 26).

Bewährte Mittel der Volksmedizin sind auch die folgenden Rezepte. Sie helfen den akuten Schmerz schnell zu lindern. Davon können Sie ein beliebiges Rezept auswählen und anwenden:

- Legen Sie einige frische Blätter des Weißkohls (Brassica oleracea convar. capitata var. capitata f. alba, im Folgenden abgekürzt Brassica oleracea) mit der inneren Seite jeweils auf Nacken, Schläfen und Stirn und bedecken alles mit einem Schal. Der Schmerz verliert sich gewöhnlich innerhalb von 30 bis 40 Minuten.

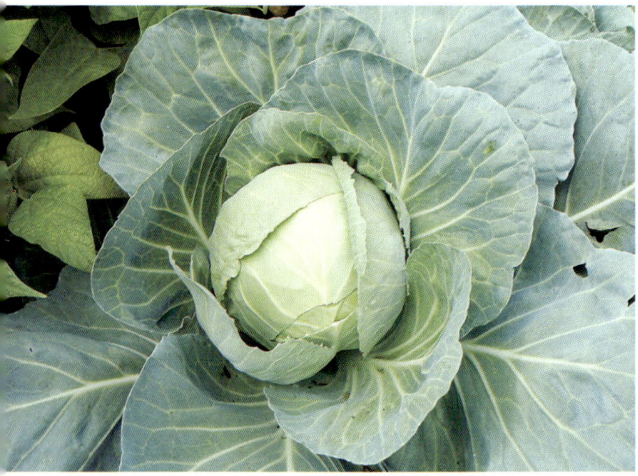

Weißkohl *(Brassica oleracea)*

- Feuchten Sie in frischem Saft der Roten Beete (Beta vulgaris) einen Wattebausch an, geben ihn in ein Ohr und behalten ihn dort, bis sich der Schmerz spürbar verringert. Dieses Mittel wirkt in der Regel sehr schnell.

Mundgeruch

Mundgeruch (Halitosis) kann für den Betroffenen selbst und auch für die Menschen seines Umfelds sehr unangenehm sein. Ursächlich für den Mundgeruch sind flüchtige Schwefelverbindungen, die u. a. durch die bakterielle Zersetzung von Nahrungsmittelresten oder totem Gewebematerial entstehen und die sich beim Ausatmen unter die Atemluft mengen. Auslöser können lokale oder systematische Ursachen sein, überwiegend sind es jedoch lokale Ursachen in der Mundhöhle oder im Nasen-Rachen-Raum.
Für die Beseitigung von Mundgeruch kennt die Russische Volksmedizin verschiedene bewährte Rezepte.

- Die Wurzelpetersilie (Petroselinum crispum) wirkt recht schnell. Zerkauen Sie im Mund sorgfältig eine frische Wurzel bis zur völligen Zerkleinerung, die Wurzelreste spucken sie aus.

- Die Gewürznelke (Syzygium aromaticum) schafft ebenfalls schnell Abhilfe. Dazu zerkauen Sie im Mund sorgfältig

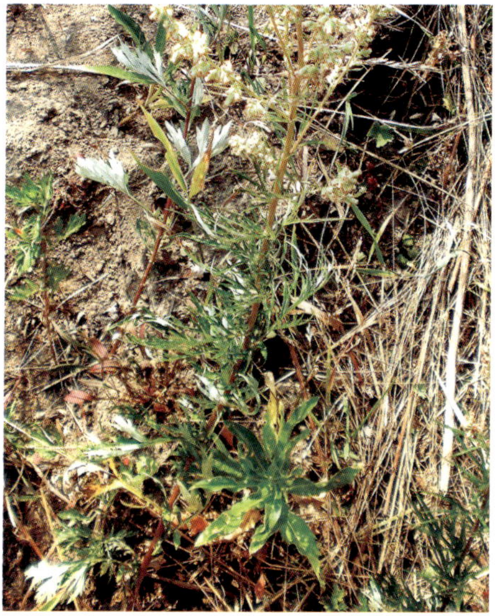

Wermutkraut *(Artemisia absinthium)*

1 Gewürznelke bis zur völligen Zerkleinerung und verschlucken sie.

Bewährte Mittel der Volksmedizin sind auch die folgenden Rezepte. Davon können Sie ein beliebiges Rezept auswählen und anwenden:

▮ Übergießen Sie 1 TL gehacktes getrocknetes Wermutkraut (Artemisia absinthium) mit ½ l kochendem Wasser, lassen den Aufguss 15 bis 20 Minuten stehen, sieben ihn dann durch und spülen damit täglich 5- bis 6-mal den Mund.

▮ Übergießen Sie 3 TL getrocknete Kamillenblüten (Matricaria chamomilla) mit 1 Glas kochendem Wasser, lassen den Aufguss 1 Stunde stehen, sieben ihn dann durch und ergänzen die Flüssigkeit mit abgekochtem Wasser bis zum Umfang von 1 Glas. Reinigen Sie täglich regelmäßig nach dem Essen sorgfältig die Zähne und spülen mit 3/4 des Glasinhalts den Mund und trinken dann das restliche 1/4 Glas.

▮ Übergießen Sie 1 EL Kümmelsamen (Carum carvi) mit 1 Glas kochendem Wasser, lassen den Aufguss 1 Stunde stehen, sieben ihn dann durch und spülen damit 4- bis 6-mal am Tag den Mund.

Nasenbluten

Die Ursachen für Nasenbluten (Epistaxis) sind unterschiedlich. Fast jeder Mensch hat es in seinem Leben bereits einmal gehabt. In den meisten Fällen ist es nicht gefährlich, jedoch kann es auch lebensbedrohlich und kaum zu beherrschen sein. Gefährliche Blutungen entstammen meist den hinteren Nasenabschnitten. Gewöhnlich und in den meisten Fällen ist das aus der Nase austretende Blut dunkelrot. Bei einer arteriellen Blutung kann es aber auch hellrot spritzend sein und es besteht die Gefahr des Verblutens. Für den letzteren Fall ist der Ruf des ärztlichen Notdienstes angeraten. Bis zur Ankunft des Arztes hilft dann ein Wattebausch in der Nase, der reichlich in einer

Lösung aus Wasserstoffperoxid (3 %; in der Apotheke erhältlich) angefeuchtet wurde.

Für die gewöhnlichen Fälle des Nasenblutens kennt die Russische Volksmedizin verschiedene bewährte Rezepte. Sie helfen sehr effektiv und schnell, die Blutung zu stoppen. Davon können Sie ein beliebiges Rezept auswählen und anwenden:

- Bei jeder starken Nasenblutung hilft die Salbe aus 2 bis 3 Prisen Pulver der getrockneten Heil-Ziest (Stachys officinalis) und 50 ml Wollwachs (Lanolinum). Dazu nehmen Sie ein wenig Salbe, cremen damit die Schleimhaut des betroffenen Nasenloches ein und drücken es zu. Diese Salbe können Sie auf Vorrat herstellen und für die zukünftige Verwendung im Kühlschrank aufbewahren.

- Geben Sie einige Tropfen frischen Zitronensaft (Citrus x limon) in die Nase.

- Feuchten Sie einen Wattebausch in frischem Brennnesselsaft (Urtica dioica) an und geben ihn in die Nase.

Ohrenentzündung

Besonders Kinder leiden öfter unter einer Ohrenentzündung (Otitis). Es kann sich um eine Gehörgangs-, Trommelfell- oder Mittelohrentzündung handeln. Meist ist sie mit starken Ohrenschmerzen verbunden. Weitere Begleiterscheinungen sind gewöhnlich Juckreiz, Rötung, Krusten, Ohrfluss und Schwerhörigkeit. Auslöser dieser Entzündung sind Bakterien, Pilze oder mechanische Einwirkungen. Wenn diese Entzündung mit starken Ohrenschmerzen oder Fieber verbunden ist, sollten Sie unbedingt einen Arzt aufsuchen. Bei einer leichten Ohrenentzündung können Sie sich selbst helfen.

Folgende Rezepte besänftigen gewöhnlich schnell die Entzündung. Sie können ein beliebiges Rezept auswählen und anwenden:

- Ein altes bewährtes Volksmittel ist die Zwiebel (Allium cepa). Dazu schneiden Sie in eine frische Zwiebel eine kleine Vertiefung, gießen etwas Leinöl hinein und

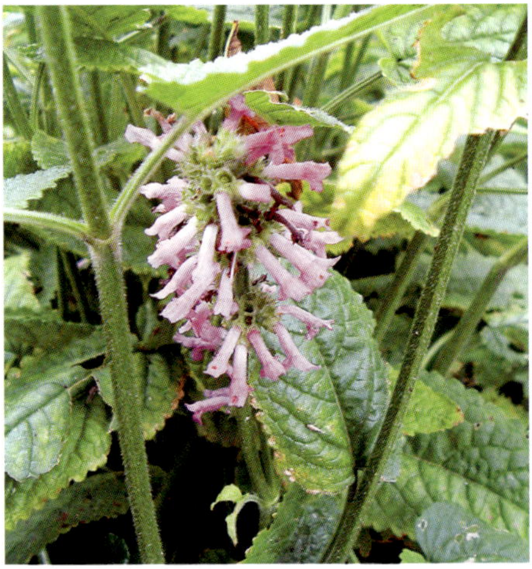

Heil-Ziest *(Stachys officinalis)*

backen dann die Zwiebel in der Backröhre. Den Saft der gebackenen und noch warmen Zwiebel geben Sie vor dem Schlafen in das schmerzende Ohr, legen einen Wattebausch darauf, decken diese Kompresse mit einem wollenen Schal warm zu und lassen sie über Nacht einwirken.

▮ Sehr wirksam ist auch das Öl der Königskerze (Verbascum). Für die Herstellung des Öls geben Sie 2 EL frische Blüten in ein Glas, ergänzen 200 ml Oliven- oder Sonnenblumenöl und stellen das fest geschlossene Glas für 4 Wochen an einen dunklen Ort, dabei täglich aufschütteln. Danach sieben Sie das Öl durch, drücken die Blüten aus, und bewahren es in einer dunklen Flasche bis zu seiner Verwendung auf. Zur Anwendung tränken Sie einen Wattebausch in dem Öl, geben ihn in das schmerzende Ohr und tauschen ihn alle 3 Stunden aus. Es ist auch möglich, den Wattebausch weiter zu nutzen, indem Sie einfach 10 Tropfen frisches Öl auf den Wattebausch tropfen.

▮ Schnelle Hilfe leistet das Lavendelöl (Oleum lavandulae) oder das Kampferöl (Cinnamomum camphora). Beides ist in der Apotheke erhältlich. Dazu tropfen Sie 3 bis 4 Tropfen Lavendelöl oder 2 bis 3 Tropfen warmes Kampferöl auf einen Wattebausch, geben ihn dann in das Ohr und decken ihn mit einem wollenen Schal ab.

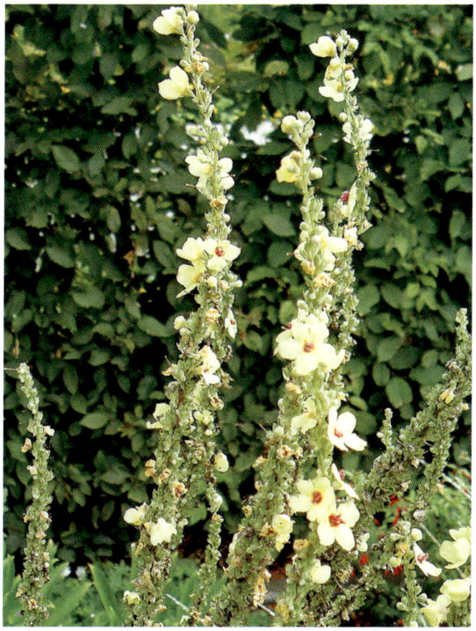

Königskerze *(Verbascum)*

▮ Sollte eine eitrige Absonderung hinzukommen, lösen Sie 1 EL Honig in 2 EL kochendem destilliertem Wasser auf, geben von der warmen Lösung 2 bis 3 Tropfen in das schmerzende Ohr, legen dann einen Wattebausch darüber und decken das Ohr mit einem wollenen Schal warm zu.

▮ Bei eitriger Absonderung verbunden mit einem Teilverlust des Gehörs übergießen Sie 2 TL getrocknete gehackte Lorbeerblätter (Laurus nobilis) mit 1 Glas kochendem Wasser, lassen den Aufguss 2 Stunden stehen und verwenden ihn dann warm, um das Ohr auszuwaschen und zu spülen.

Ohrenklingeln

Vom »Klingeln der Ohren« (Tinnitus aurium oder kurz Tinnitus) sind Frauen und Männer gleichermaßen betroffen. Meistens beginnt die Krankheit zwischen dem 40. und 50. Lebensjahr, sie kann sehr unangenehm sein. Betroffene hören Geräusche, die keine durch andere Personen wahrnehmbare äußere Quelle besitzen. Die Ursache dieser Wahrnehmung ist eine Störung der Hörfunktion. Gewöhnlich ist das Tinnitusgeräusch gleichbleibend, es kann aber auch rhythmisch-pulsierend sein.
Um die organischen Abläufe in den Ohren zu normalisieren, gibt es verschiedene bewährte Rezepte.

▮ Ein sehr gutes Rezept, das auch bei einer Verminderung des Hörvermögens wirkt, ist die fett-alkoholische Emulsion der Propolis. Das Mittel lässt das Ohrgeräusch verschwinden und führt in 80 % aller Fälle zur Verbesserung des Gehörs.
Dazu geben Sie 40 g klein gehackte Propolis (in der Apotheke erhältlich) in ein Glas, ergänzen 100 ml reinen Spiritus (95 %) und stellen das fest geschlossene Glas für 7 Tage an einen warmen Ort, dabei das Glas täglich schütteln. Filtern Sie den alkoholischen Auszug und mischen Sie die Flüssigkeit mit Mais- oder Olivenöl im Verhältnis 1 zu 4. Bewahren Sie die Emulsion in einem fest geschlossenen Glasgeschirr auf. Vor dem Gebrauch schütteln Sie die Emulsion durch, tränken dann darin einen Wattebausch und geben ihn für 1 ½ bis 2 Tage in den Gehörgang eines Ohrs. Bei der nächsten Anwendung wird der Wattebausch in das andere Ohr gegeben, auf diese Art und Weise durchläuft jedes Ohr 10 bis 12 Anwendungen.

▮ Mischen Sie eine mit Schale gehackte Zwiebel (Allium cepa) und 1 TL Kümmelsamen (Carum carvi), erwärmen die Mischung für 10 Minuten auf sehr kleiner Hitze (die Mischung darf nicht kochen), kühlen sie dann ab und entsaften die Masse. Von diesem täglich frisch zubereiteten warmen Saft geben Sie 2- bis 3-mal 2 bis 3 Tropfen in jedes Ohr. Beachten Sie: Nachdem das »Klingeln« aufgehört hat, muss die Behandlung für 2 bis 3 Tage fortgesetzt werden.

▮ Geben Sie – bis zur Genesung – 1-mal täglich 2 bis 3 Tropfen frischen Saft der Gemeinen Schafgarbe (Achillea millefolium) in jedes Ohr.

▮ Geben Sie 50 g getrocknetes Zitronenmelissenkraut (Melissa officinalis) in ein Glas, übergießen es mit 150 ml Wodka (40 %), stellen das fest geschlossene Glas für 10 Tage an einen warmen dunklen Ort, sieben dann die Flüssigkeit durch und bewahren sie in einem fest geschlossenen Glas an einem kühlen dunklen Ort auf. 2 bis 3 Tropfen davon geben Sie

1-mal täglich über 30 bis 40 Tage in jedes Ohr.

▪ Geben Sie täglich über 30 Tage in jedes Ohr 1-mal am Tag 2 bis 3 Tropfen frischen Saft des Schöllkrauts (Chelidonium majus).
Beachten Sie: Schöllkraut ist giftig! Eine Überdosierung sollte deshalb dringend vermieden werden.

Schlafstörung

Fast jeder hat schon einmal Unregelmäßigkeiten seines Schlafes erlebt. Schweres Einschlafen, unruhiger Schlaf, vorzeitiges Erwachen oder das Aufschrecken aus einem Traum gehören zu diesen Erscheinungen. Unangenehm wird es allerdings, wenn daraus eine Schlafstörung (Insomnia) wird. Sie liegt vor, wenn der betroffene Patient innerhalb eines Monats mindestens 3-mal pro Woche nicht schlafen kann. Die Ursachen sind sehr unterschiedlich, meist handelt es sich um Stress durch berufliche Belastungen, es gibt familiäre oder gesundheitliche Probleme. Zu den häufigsten nichtorganischen Schlafstörungen gehören die Einschlaf- und Durchschlafstörung, das vorzeitige Erwachen und der Albtraum. Ein anhaltender Schlafmangel wirkt auf das gesamte Nervensystem. Meist fühlt sich der Betroffene am Morgen ausgelaugt und erschöpft. Erkrankungen wie Blutdruckprobleme, Herzkrankheiten und weitere Folgeerscheinungen können daraus entstehen. Der gesunde und erholsame Schlaf ist daher sehr wichtig.
Bei den häufigen nichtorganischen Schlafstörungen beruhigen folgende Rezepte das Nervensystem, sie stellen den normalen Rhythmus und die Dauer des Schlafes wieder her und unterdrücken nächtliche Albträume.
Davon können Sie ein beliebiges Rezept auswählen und anwenden:

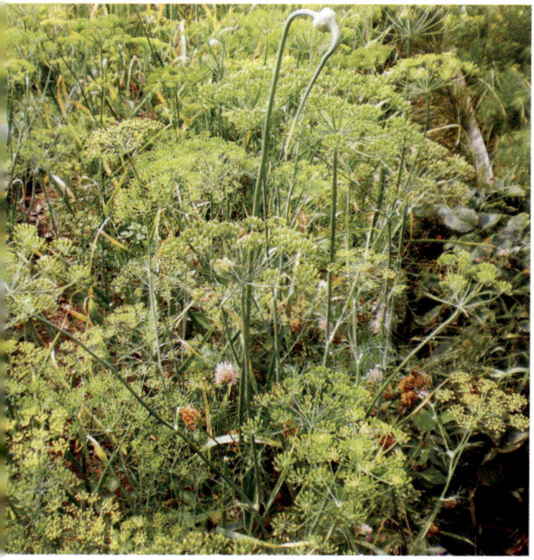

Dill *(Anethum graveolens)*

▪ Übergießen Sie 2 EL Dillsamen (Anethum graveolens) mit ½ l halbtrocknem Rotwein, lassen den Samen auf kleiner Hitze gar kochen und trinken über 10 bis 15 Tage 50 bis 60 ml von diesem Sud vor dem Schlafen.

■ Bis sich der Schlaf normalisiert, reiben Sie sich vor dem Schlafen die Schläfen mit Lavendelöl (Oleum lavandulae) ein.

■ Übergießen Sie 2 EL getrocknete gehackte Hopfenzapfen (Humulus lupulus) mit ½ l kochendem Wasser, lassen den Aufguss 1 Stunde stehen und sieben ihn dann durch. Davon trinken Sie über 30 Tage 3-mal 20 Minuten vor dem Essen 1/4 Glas.

■ Trinken Sie täglich über 10 bis 15 Tage 1 Stunde vor dem Schlafen 1 Glas warmes Wasser vermischt mit 1 EL Honig.

■ Übergießen Sie 2 TL getrockneten Oregano (Origanum vulgare) mit ½ l kochendem Wasser, lassen den Aufguss 30 Minuten stehen und sieben ihn dann durch.

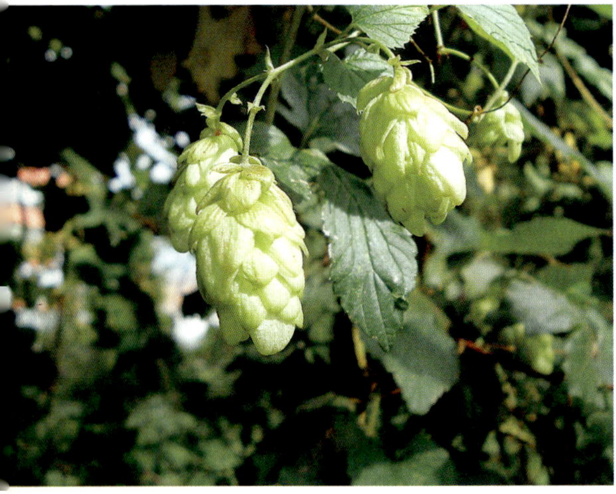

Hopfenzapfen *(Humulus lupulus)*

Von diesem Aufguss trinken Sie jeweils 2 Stunden und 1 Stunde vor dem Schlafen 1/2 Glas und setzen diese Anwendung bis zur Normalisierung des Schlafs fort.

Schnupfen

Den Schnupfen (Rhinitis) kennt fast jeder in unseren nördlichen Breiten. Sehr häufig ist er mit einer Erkältung verbunden und in der Regel handelt es sich um einen harmlosen Infekt, der durch eine Vielzahl von Viren ausgelöst werden kann. Schnupfen ist eine akute oder chronische Entzündung der Nasenschleimhaut durch infektiöse, allergische und pseudoallergische Mechanismen. Seine typischen Begleiterscheinungen sind eine laufende oder verstopfte Nase, da die Schleimhäute anschwellen. Die ersten Anzeichen eines beginnenden Schnupfens sind oft ein Kitzeln oder Brennen in der Nase. In der weiteren Entwicklung geht dann meist alles sehr schnell. Wenn keine Komplikationen durch Folgeerkrankungen auftreten, dann verschwindet ein akuter Schnupfen gewöhnlich nach einer Woche.
Folgende bewährte Rezepte helfen dabei, den Schnupfen innerhalb weniger Tage effektiv zu bekämpfen:

■ Bei beginnendem Schnupfen hilft es, wenn Sie in jedes Nasenloch 2-mal am Tag 3 bis 5 Tropfen Mentholöl (in Reformhäusern oder in der Apotheke erhältlich) geben und damit gleichzeitig die Stirn, die Schläfen, den Nacken und die Nasenflügel einreiben.

- Ein sehr altes Mittel ist das Petroleum. Reiben Sie vor dem Schlafen die Fußsohlen mit etwas Petroleum ein und ziehen danach wollene Socken an. Sie werden Wärme an den Fußsohlen spüren und am Morgen eine wesentliche Verbesserung feststellen.

- Geben Sie über 3 bis 4 Tage 3- bis 4-mal am Tag in jedes Nasenloch 5 bis 6 Tropfen frischen Saft der Roten Beete (Beta vulgaris).

- Geben Sie über 3 bis 4 Tage 4- bis 5-mal am Tag in jedes Nasenloch 3 bis 5 Tropfen frischen Saft der Aloe (Aloe vera).

- Geben Sie täglich über 2 bis 3 Tage 2- bis 3-mal in jedes Nasenloch 3 bis 4 Tropfen Lavendelöl (Oleum lavandulae).

Schwindel

Fast jeder Mensch, ob jung oder alt, war schon einmal von Schwindel (Vertigo) betroffen. Seine Häufigkeit steigt mit zunehmendem Alter an. Beim Schwindel wird die räumliche Orientierung oder das Gleichgewicht des Betroffenen unangenehm gestört, wobei die Ursachen vielfältig und durchaus harmlos sein können. Er ist keine eigenständige Krankheit, sondern häufig das Anzeichen für Erkrankungen des Nervensystems, aber auch eine mangelnde Sauerstoffversorgung oder ein niedriger Blutdruck können Schwindelanfälle auslösen. Bekannt sind auch durch seelische Vorgänge bedingte oder durch Arzneimittel verursachte Formen von Schwindel. Allgemein gilt: Beim ständigen Schwindel ist es sehr nützlich, wenn Sie verstärkt Lebensmittel essen, die viel Phosphor enthalten. Dazu zählen Eier, Käse, Fisch, Gurken, Radieschen, Erbsen und Walnüsse.

Für die Fälle, in denen der Schwindel durch eine mangelhafte Sauerstoffversorgung des Organismus und einen niedrigen Blutdruck ausgelöst wird, kennt

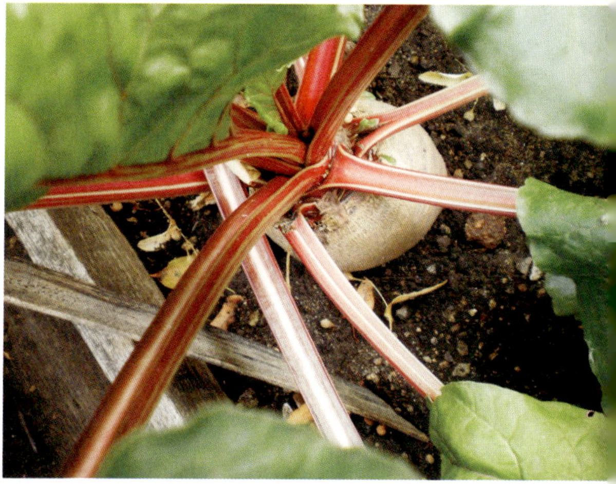

Rote Beete *(Beta vulgaris)*

die Russische Volksmedizin verschiedene bewährte Rezepte. Sie verringern die Schwäche, normalisieren den niedrigen Blutdruck und erhöhen Aktivität und Arbeitsfähigkeit.

▮ Bei einem Schwindelanfall ist die Mischung aus 100 ml Kampferöl (10 %), 10 ml Wacholderöl und 30 ml Weißtannenöl (diese Öle sind im Reformhaus oder in der Apotheke erhältlich) effektiv. Geben Sie die Öle in eine Flasche, schütteln die Mischung gut durch und bewahren die fest geschlossene Flasche an einem dunklen Ort auf. Sollte der Schwindel auftreten, legen Sie sich hin und reiben das Öl auf Schläfen, Stirn und unter die Nase. Nach etwa 5 bis 7 Minuten verschwindet der Schwindel vollständig.

▮ Ein bewährtes Mittel ist auch die Zwiebel (Allium cepa). Vor der Anwendung trinken Sie 1 Tasse süßen schwarzen Tee. Danach legen Sie sich hin, reiben die Schläfen mit den Hälften einer zerschnittenen Zwiebel ein und bleiben liegen, bis der Schwindelanfall vorüber ist.

Bewährte Mittel der Volksmedizin gegen ständigen Schwindel sind auch die folgenden Rezepte. Davon können Sie ein beliebiges Rezept auswählen und anwenden:

▮ Geben Sie 300 g gehackten frischen Knoblauch (Allium sativum) in eine Halbliterflasche, füllen sie mit Wodka (40 %) auf und stellen die fest geschlossene Flasche für 2 Wochen an einen dunklen Ort, dabei öfter aufschütteln. Für eine Kur nehmen Sie täglich 30 Minuten vor dem Essen etwas davon in einem halben Glas Milch zu sich. Am ersten Tag geben Sie der Milch 1 Tropfen zu und steigern dann die Dosis um 1 Tropfen täglich bis auf 30 Tropfen. Danach verringern Sie die Dosis wieder in der gleichen Weise auf bis zu 1 Tropfen am Tag, dann ist die Kur beendet.

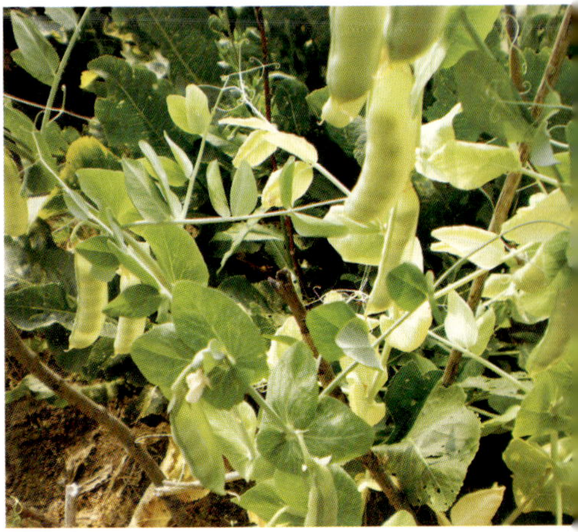

Erbsen *(Pisum sativum)*

▮ Übergießen Sie 1 TL Pulver des Petersiliensamens (Petroselinum crispum) mit 1 Glas Wasser (Zimmertemperatur), lassen den Aufguss 8 Stunden stehen und trinken davon über 1 Monat 4-mal am Tag 1/4 Glas.

Vegetative Kreislaufstörungen

Im Alltag leiden Menschen oft unter seelischen Belastungen, Stress und Hektik. Der gesunde Körper reagiert darauf zunächst mit einem Zugriff auf seine Leistungsreserven. Sind diese Reserven jedoch verbraucht, dann können Unregelmäßigkeiten im unwillkürlichen Nervensystem auftreten, das Blutdruck, Puls, Atemfrequenz und Verdauung regelt. Die dadurch ausgelösten Funktionsstörungen der Organe haben keine objektive organische Ursache. Bei einer vegetativen Kreislaufstörung (vegetative Dystonie) wird angenommen, dass die Reizleitung im Nervensystem gestört ist. Begleiterscheinungen einer derartigen Störung können Nervosität, Unruhe, Reizbarkeit, Schlaflosigkeit, Schwindelgefühl, Kurzatmigkeit, flache Atmung, Kopfschmerzen, Verkrampfungen der Muskulatur, Herzbeschwerden und viele andere Beschwerden sein. Sind diese Störungen erst einmal vorhanden, dann sind sie oft sehr hartnäckig. Der Betroffene muss lernen, mit diesem Leiden umzugehen.

Verschiedene bewährte Rezepte normalisieren den Blutdruck, lindern Panik und Ängste, erhöhen die Arbeitsfähigkeit und verbessern wesentlich das Befinden.

- Ein sehr altes Mittel sind getrocknete Wacholderbeeren (Juniperus communis). Beginnen Sie 1 Beere am ersten Tag nach dem Essen zu essen und steigern dann die Dosis um 1 Beere täglich auf bis zu 12 Beeren am Tag. Danach verringern Sie die Dosis wieder in der gleichen Weise bis zu 1 Beere am Tag, die Kur ist damit beendet.
  Dieses Mittel sorgt für einen normalen Spannungszustand der Gefäße und verbessert den Kreislauf in den Blutgefäßen des Gehirns.
  Beachten Sie: Wacholderbeeren sind leicht giftig. Verteilen Sie deshalb die Aufnahme der Beeren über den Tag, essen Sie nicht mehr als 3 Beeren auf einmal. Die Überdosierung kann zu schweren gesundheitlichen Schäden führen. Die im Rezept empfohlene Dosierung darf keinesfalls überschritten werden.

Bewährte Mittel der Volksmedizin sind auch die folgenden Rezepte. Diese Mittel stellen zusätzlich den normalen Spannungszustand der Gefäße wieder her und verbessern den Kreislauf in den Blutgefäßen des Gehirns. Davon können Sie ein beliebiges Rezept auswählen und anwenden:

- Gießen Sie langsam ½ l Wodka (40 %) in 400 ml Maihonig, vermischen alles sorgfältig und lassen die Mischung 3 bis 4 Tage an einem kühlen Ort stehen. Bei diesem Rezept ist der von den Bienen im

Mai erzeugte Honig zwingend erforderlich, da er über besonders heilsame Eigenschaften verfügt.
1 EL davon nehmen Sie täglich morgens (auf nüchternen Magen) und abends (vor dem Schlafen) vermischt mit 1 frischen Eigelb ein, bis die Mischung aufgebraucht ist. Es ist zweckmäßig, diese Kur nach 10 Monaten zu wiederholen.

- Vermischen Sie je 200 g klein geschnittene getrocknete Aprikosen (Prunus armeniaca), Dörrpflaumen (Prunus domestica) und gehackte Walnusskerne (Juglans regia) sorgfältig mit 200 ml Honig und dem durch den Fleischwolf gedrehten Fruchtfleisch (ohne Samen) von 6 Zitronen (Citrus x limon), geben dann die Masse in ein fest schließendes Glas und bewahren es im Kühlschrank auf. Davon nehmen Sie täglich 1-mal am Tag nachmittags 1 EL ein, bis die Mischung aufgebraucht ist.

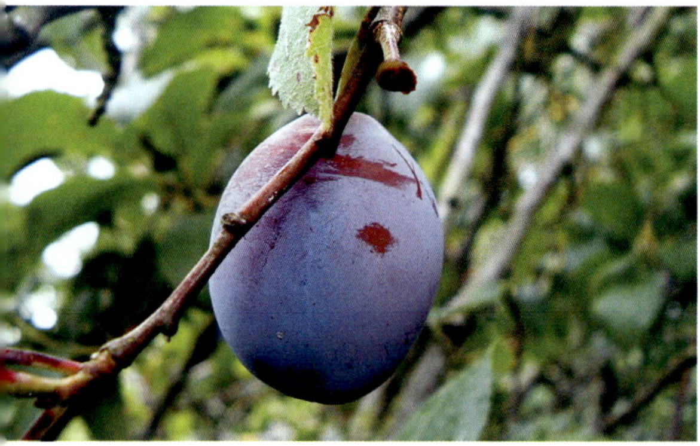

Pflaume *(Prunus domestica)*

- Vermischen Sie je 1 EL getrocknete Baldrianwurzeln (Valeriana officinalis), Kraut des Gelben Steinklee (Melilotus officinalis), Thymian (Thymus vulgaris) und Herzgespann (Leonurus cardiaca). 2 EL dieser Mischung übergießen Sie mit ½ l kochendem Wasser, lassen den Aufguss 30 Minuten stehen, sieben ihn dann durch und trinken davon über 1 Monat täglich 3-mal 30 Minuten vor dem Essen 1/2 Glas.

Zahnfleischentzündung

Die Zahnfleischentzündung (Gingivitis) zeigt sich durch gerötetes und geschwollenes Zahnfleisch, das bei Berührung leicht blutet. Sie ist die häufigste der Parodontalerkrankungen und wird durch eine bakterielle Mischinfektion ausgelöst. Die daraus entstehende akute oder chronische Entzündung des Zahnfleisches (Gingiva) ist mit Zahnbelag verbunden. Meist verursacht die Zahnfleischentzündung keine Schmerzen. Als Erreger kommen grundsätzlich alle in der Mundflora existierenden Bakterien in Betracht. Bei einer Zahnfleischentzündung bleibt der Zahnhalteapparat vollständig erhalten und sie heilt gewöhnlich nach Beseitigung der auslösenden Reize ohne bleibende Schäden ab. Die Behandlung einer Zahnfleischentzündung erfordert längere Zeit.
Für die Behandlung der Entzündung kennt die Russische Volksmedizin die folgende sehr wirksame Rezeptkombina-

tion. Gewöhnlich heilt damit die Entzündung innerhalb von 4 Wochen aus.

- Übergießen Sie 200 g getrocknete Eichenrinde (Quercus) und 2 EL Salbeikraut (Salvia officinalis) mit 2 l Wasser, lassen die Mischung für 10 Minuten aufkochen, dann 3 Stunden ruhen und sieben anschließend den Sud durch. Damit spülen Sie über 4 Wochen 3- bis 4-mal am Tag das Zahnfleisch.

- Putzen Sie über 30 Tage morgens die Zähne mit Aktivkohlepulver (kann in der Apotheke erworben werden). Möglich ist auch die Verwendung von Pulver, das aus Holzkohle von Birkenholz besteht.

- Neben den Spülungen muss das Zahnfleisch mit Salz gefestigt werden. Dazu geben Sie täglich über 4 Wochen vor dem Schlafen eine kleine Prise Salz auf eine weiche Zahnbürste und massieren damit sehr sanft das Zahnfleisch über einige Minuten. Danach spülen Sie den Mund mit noch warmem, zuvor abgekochtem Wasser aus.

- Lassen Sie täglich über 20 bis 25 Tage nach dem morgendlichen Zähneputzen und vor dem Essen je 1 g Propolis bis zur völligen Auflösung im Mund zergehen.

Gegebenenfalls können Sie die obige Kur nach einer Pause von 1 Monat wiederholen.

Zahnschmerz

Die Schädigung der Zähne kann starke Schmerzen verursachen. Ursächlich dafür ist eine Nervenreizung, denn jeder Zahn besitzt ausgeprägte und empfindliche Nervenstränge. Auslöser für den Zahnschmerz sind gewöhnlich fehlender Zahnschmelz, Karies, entzündliche Krankheiten und mechanische Verletzungen oder Beschädigungen. Indirekt werden häufig auch Entzündungen des Zahnfleisches, des Zahnhalteapparates und Ähnliches hinzugezählt. Oft ereilt den Betroffenen der Zahnschmerz zu einem sehr ungünstigen Zeitpunkt, z. B. weil der Zahnarzt nicht erreichbar ist.
Für diese Situation kennt die Russische Volksmedizin verschiedene bewährte Rezepte. Sie lindern den akuten Zahnschmerz gewöhnlich sehr schnell. Sie können ein beliebiges Rezept auswählen und anwenden:

- Ein kleines Stück Propolis ist in diesem Fall sehr hilfreich. Dazu wickeln Sie die Propolis um den Kopf eines Streichholzes und legen diese auf den kranken Zahn.

- Der Zahnschmerz wird gewöhnlich nach 10 bis 25 Minuten weniger, wenn Sie 5 Gewürznelken (Syzygium aromaticum) in 1/4 Glas Sonnenblumenöl geben, die Mischung für 30 Minuten im Wasserbad erwärmen und abkühlen lassen. Dann feuchten Sie in dem Öl einen Watte-

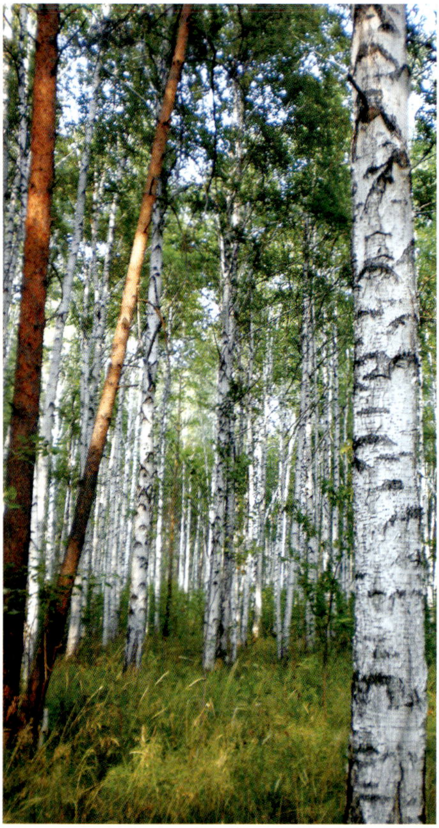

Birken *(Betula)*

bausch an und legen ihn auf den kranken Zahn.

▮ Ein altes Mittel ist der gesalzene Schweinespeck. Der Zahnschmerz verringert sich gewöhnlich innerhalb von 15 bis 20 Minuten, wenn Sie ein Stück davon neben den Zahn legen, zwischen Wange und Zahnfleisch.

▮ Schnelle Hilfe verspricht auch der alkoholische Auszug aus Birkenknospen (Betula). Dazu geben Sie 50 g getrocknete Knospen in ein Glas, übergießen sie mit ½ l Wodka (40 %) und stellen das fest geschlossene Glas für mindestens 10 Tage an einen warmen dunklen Ort, dabei öfter aufschütteln. Das fertige Präparat kann für die Anwendung über lange Zeit in einem fest geschlossenen Glas und an einem kühlen Ort aufbewahrt werden. Bei Bedarf feuchten Sie darin einen Wattetupfer an und legen ihn auf den kranken Zahn. Diese Anwendung wird wiederholt, bis der Schmerz verschwindet.

BRUST UND RÜCKEN

Blutdruck

Der Blutdruck (wird auch als Gefäßdruck bezeichnet) ist der Druck, mit dem unser Herz das Blut durch die Gefäße drückt. Er wird durch zwei Werte, den systolischen (höchsten Wert) und den diastolischen (niedrigsten Wert) Blutdruck, gekennzeichnet. Bei der Blutdruckmessung wird er daher immer in zwei Werten angegeben, z. B. 120 zu 80 (Maßeinheit in »mmHg«).

Beim Bluthochdruck (Hypertonie) ist der Blutdruck des arteriellen Gefäßsystems chronisch erhöht und die Blutdruckwerte von 140 zu 90 werden überschritten. Ursache können Störungen des Hormonsystems, des Herz-Kreislauf-Systems, Nierenschäden und andere weitgehend unbekannte Faktoren sein. Andere mögliche Symptome sind morgendlicher Kopfschmerz, Schwindel, Übelkeit, Nasenbluten, Erschöpfung, Schlaflosigkeit, bei stark erhöhten Werten Luftnot bei Belastung, Angina pectoris und Sehstörungen. Der Bluthochdruck kann auch lange ohne Beschwerden verlaufen und sich häufig erst durch die Folgeschäden bemerkbar machen.

Beim niedrigen Blutdruck (Hypotonie) sind die Blutdruckwerte unterhalb der Norm, bei Männern unter 110 zu 60 und bei Frauen unter 100 zu 60. Aufgrund der daraus resultierenden Minderdurchblutung des Gehirns mit sauerstoffreichem Blut sind mögliche Symptome Müdigkeit, Schwäche, Schwindel, Neigung zur Ohnmacht und Bewusstlosigkeit.

Rezepte für die Behandlung von niedrigem Blutdruck finden Sie im Kapitel Schwindel (siehe S. 37 f.).

Für die Behandlung von Bluthochdruck kennt die Russische Volksmedizin verschiedene bewährte Rezepte. Sie wirken absenkend auf den Blutdruck.

Die folgenden Rezepte sind für Patienten mit leichtem bis mittlerem Bluthochdruck geeignet. Davon können Sie ein beliebiges Rezept auswählen und anwenden:

- Bei leichtem Bluthochdruck hilft es, wenn Sie morgens über 7 bis 10 Tage auf nüchternen Magen 1 Glas Mineralwasser vermischt mit 1 EL Honig und dem Saft einer halben Zitrone (Citrus x limon) trinken. Das Mittel hilft auch bei Schlaflosigkeit und Übererregbarkeit.

- Bei leichtem bis mittlerem Bluthochdruck hilft die folgende Mischung. Geben Sie 1 l frischen Saft der Roten Beete (Beta vulgaris), 1 l Honig und 100 g getrocknetes Sumpf-Ruhrkraut (Gnaphalium uliginosum) in ein großes Glas, ergänzen ½ l Wodka (40 %), vermischen alles sorgfältig und stellen das fest geschlossene Glas für 10 Tage an einen dunklen kühlen Ort, danach die Masse durchsieben und ausdrücken. Davon nehmen Sie täglich über 1 bis 2 Monate 3-mal 30 Minuten vor dem Essen 1 bis 2 EL.

Die folgenden Rezepte sind für alle Formen des Bluthochdrucks geeignet. Davon können Sie ein beliebiges Rezept auswählen und anwenden:

▮ Geben Sie den Saft aus 3 kg frischen Zwiebeln (Allium cepa), 500 ml Honig und 25 g Scheidewände der Walnuss (Juglans regia) in ein großes Glas, ergänzen ½ l Wodka (40 %), vermischen alles sorgfältig und stellen das fest geschlossene Glas für 10 Tage an einen dunklen Ort, danach die Mischung durchsieben. Von dieser Mischung nehmen Sie täglich über 3 Monate 2- bis 3-mal 1 EL ein.

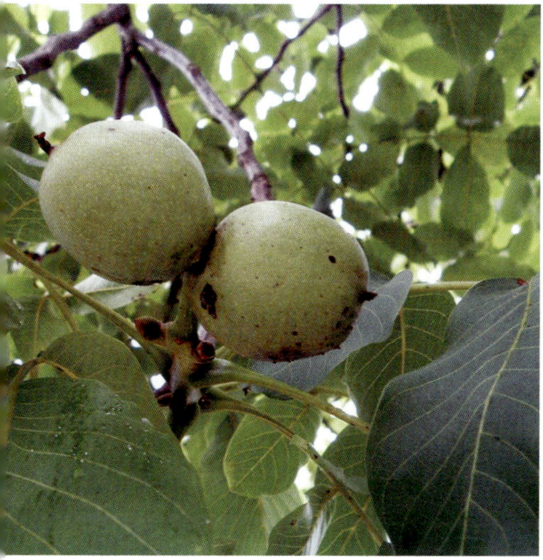

Walnuss *(Juglans regia)*

▮ Übergießen Sie 1 EL getrocknete gehackte Früchte des Gewöhnlichen Schneeballs (Viburnum opulus) mit 1 Glas kochendem Wasser, erwärmen den Aufguss abgedeckt für 15 Minuten im Wasserbad, lassen ihn danach 45 Minuten stehen, sieben ihn durch und drücken die Früchte aus. Die Flüssigkeit ergänzen Sie mit warmem Wasser auf 200 ml und trinken 1/3 Glas davon über 3 Monate 3- bis 4-mal am Tag. Diese Art von Aufguss sollten Sie nicht länger als 2 Tage aufbewahren.

▮ Bereiten Sie eine Mischung aus 1 Glas frischen Saft der Roten Beete (Beta vulgaris), 1 Glas Saft der Möhre (Daucus carota), 1/2 Glas Saft der Moosbeere (Vaccinium oxycoccos oder Vaccinium macrocarpon), 250 ml Honig und 100 ml Wodka (40 %) zu. Die Moosbeere ist in deutschem Raum auch als Cranberry bekannt. Von dieser Mischung nehmen Sie

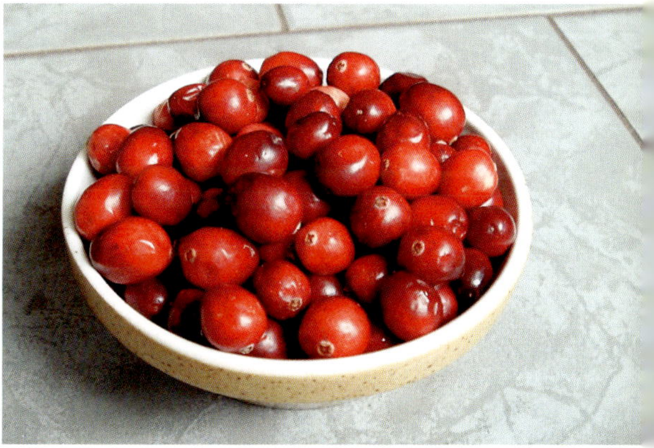

Moosbeere *(Vaccinium oxycoccos)*

über 3 bis 4 Monate 3-mal am Tag 1 Stunde vor dem Essen 1 EL.

Den gleichen Effekt erzielt auch die folgende ähnliche Mischung:

■ Bereiten Sie eine Mischung aus 2 Gläsern frischem Saft der Roten Beete (Beta vulgaris), 1 ½ Gläsern Saft der Moosbeere (Vaccinium oxycoccos oder Vaccinium macrocarpon), dem Saft von 1 Zitrone (Citrus x limon), 250 ml Honig und 1 Glas Wodka (40 %) zu. 1 EL dieser Mischung nehmen Sie über 3 bis 4 Monate 3-mal am Tag 1 Stunde vor dem Essen ein.

Bronchienentzündung

Die Bronchienentzündung (Bronchitis) kann akut oder chronisch sein. Vorwiegend im Winter sind vor allem Kinder, ältere Menschen und Menschen mit einem geschwächten Immunsystem von einer akuten Bronchitis betroffen. In den meisten Fällen ist dafür eine Virusinfektion verantwortlich, gewöhnlich im Zusammenhang mit einer Erkältung oder Grippe. Zunächst kommt es zu einem trockenen Husten, der von den typischen Erscheinungen einer Virus- oder bakteriellen Infektion begleitet ist, und später in einen quälenden Husten mit Auswurf übergeht. Meist verläuft diese Erkrankung harmlos und ohne Komplikationen. Die chronische Bronchitis wird häufig durch das Rauchen ausgelöst, aber auch andere Ursachen sind möglich. Es handelt sich um eine dauerhafte Entzündung der Atemwege, charakteristisch dafür ist ebenfalls der Husten, der zunächst vor allem morgens auftritt und mit Auswurf verbunden ist. Eine nicht behandelte chronische Bronchitis kann im Laufe der Jahre zu einer chronisch-obstruktiven Bronchitis mit dauerhafter Verengung der Atemwege führen, in deren Folge es zu Atemnot kommt. In diesem Stadium ist eine Bronchitis nicht mehr vollständig heilbar und es bedarf einer ständigen ärztlichen Betreuung. Bei einer chronischen Bronchitis ist daher unbedingt eine Behandlung angeraten.
Verschiedene bewährte Rezepte schaffen Abhilfe bei einer akuten Bronchitis. Davon können Sie ein beliebiges Rezept auswählen und anwenden:

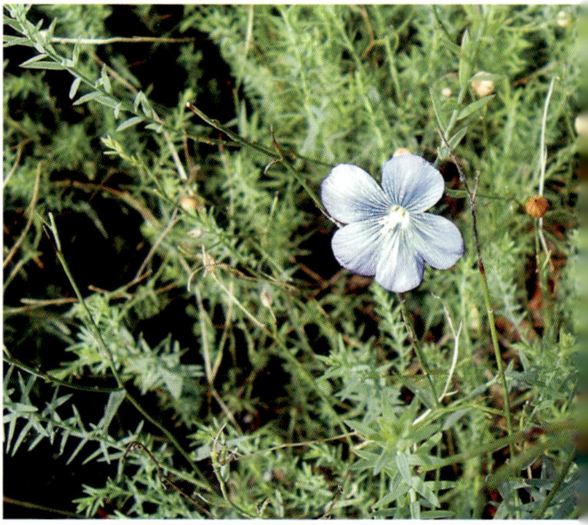

Leinsamen *(Linum usitatissium)*

▮ Sehr hilfreich ist in diesem Fall die Mischung aus 100 g gemahlenen Leinsamen (Linum usitatissium), 20 g Anispulver (Pimpinella anisum), 20 g Pulver der Ingwerwurzel (Zingiber officinale), 500 ml Honig und 3 gehackten Zwiebeln des Knoblauchs (Allium sativum). 1 TL davon nehmen Sie über 7 bis 14 Tage 3-mal am Tag 30 Minuten vor dem Essen.
Dieses Präparat kann im Kühlschrank über mehr als 6 Monate aufbewahrt werden.

▮ Ein sehr altes Rezept setzt sich aus der Kombination verschiedener Mittel zusammen und wird bis zur völligen Genesung fortgesetzt. Dazu reiben Sie vor dem Schlafen die Fußsohlen mit einer frisch geriebenen Zwiebel des Knoblauchs (Allium sativum) ein und ziehen wollene Socken an. Die Brust reiben Sie mit 40 bis 50 ml Petroleum ein und ziehen dann warme Unterwäsche an. Zuletzt trinken Sie die gut verrührte Mischung aus 1 Glas Portwein und 1 TL Honig.

▮ Übergießen Sie 1 TL getrocknetes Huflattichkraut (Tussilago farfara) und ¼ TL frisches Schweinefett mit ½ l Milch, lassen die Mischung für 5 bis 10 Minuten aufkochen, dann abkühlen und bewahren den Sud im fest geschlossenen Glas im Kühlschrank auf. Davon nehmen Sie täglich über 7 bis 10 Tage vor dem Schlafen 3 EL.

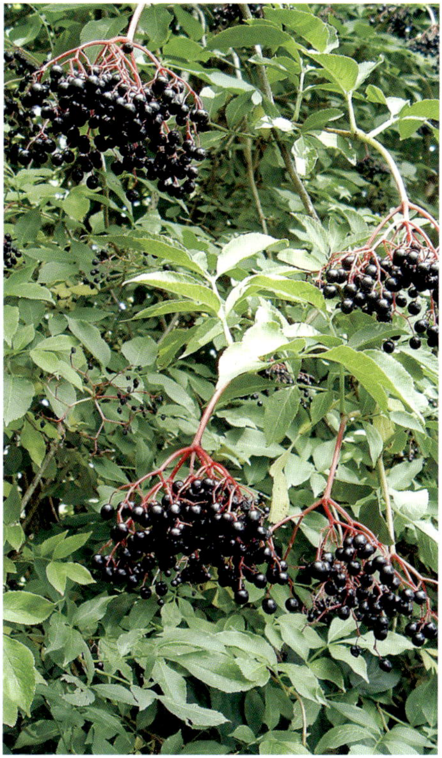

Schwarze Holunderbeere *(Sambucus nigra)*

▮ Übergießen Sie 1 EL getrocknete schwarze Holunderblüten (Sambucus nigra) mit ½ l heißer Milch, lassen den Aufguss 40 Minuten stehen und sieben ihn dann durch. 1/3 Glas davon trinken Sie über 7 bis 14 Tage 4- bis 5-mal am Tag 30 Minuten vor dem Essen. Nehmen Sie täglich nur 3 Mahlzeiten ein, dann können Sie vor den anderen 2 Einnahmen ein Stückchen Brot, Gebäck, Käse oder einen Apfel essen.

■ Sollten Sie auch unter Husten leiden, hilft ein Sud aus Feigen und Milch sehr gut. Dazu geben Sie 5 frische oder getrocknete Feigen (die Anzahl ist in diesem Fall gleich) in ½ l Milch, bringen die Milch zum Kochen und lassen dann die Mischung 30 Minuten stehen. Dann trinken Sie von diesem heißen Sud über 7 bis 14 Tage 3- bis 5-mal am Tag 1/2 Glas in kleinen Schlücken. Dieser Sud ist auch für Kinder geeignet.

Husten

Zu den häufigsten gesundheitlichen Beschwerden gehört der Husten (Tussis), meist wird er durch eine gewöhnliche Erkältung ausgelöst. Er ist ein willkürlicher oder durch einen Hustenreiz ausgelöster Reflex, der zum explosionsartigen Ausstoßen von Luft führt, die dabei die Stimmritze öffnet. Die Funktion des Hustens besteht darin, die Atemwege von Stoffen zu reinigen, die diese verengen oder verstopfen könnten. Seine Ursache können verschiedene Erkrankungen sein, wie die der Atmungsorgane, des Herzens, des Magens und weitere. In diesem Sinne ist er keine eigenständige Krankheit, sondern lediglich die Begleiterscheinung anderer Krankheiten. Husten kann akut und chronisch verlaufen. Im chronischen Verlauf ist die längerfristige, ärztliche Behandlung nötig.
Bei einem durch die Infektion der Atemwege ausgelösten Husten kennt die Russische Volksmedizin verschiedene bewährte Rezepte. Davon können Sie ein beliebiges Rezept auswählen und anwenden:

■ Bei starkem Husten hilft eine Mischung aus Zwiebeln und Honig. Dazu geben Sie 500 g gehackte frische Zwiebeln (Allium cepa), 2 EL Honig und 400 g Zucker in einen Topf, ergänzen 1 l Wasser und kochen die Mischung für 3 Stunden bei kleiner Hitze. Danach lassen Sie die Mischung abkühlen, sieben sie durch und bewahren den dadurch gewonnen Saft in einem dicht geschlossenen Geschirr im Kühlschrank auf. Vom erwärmten Saft nehmen Sie täglich über 3 bis 7 Tage 4- bis 6-mal 1 EL, Kinder nehmen jeweils 1 TL.

■ Mischen Sie 1 EL Gänsefett mit 1 EL Honig und cremen mit dieser Mischung vor

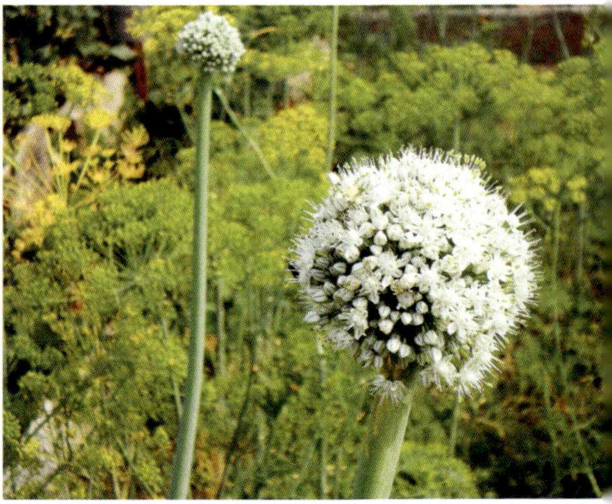

Zwiebel *(Allium cepa)*

dem Schlafen täglich über bis zu 7 Tage gut den Hals, die Brust und den Rücken ein. Danach ziehen Sie einen warmen wollenen Rollkragenpullover an und bedecken sich mit einer warmen Decke.

▮ Kochen Sie vor dem Schlafen einige gewaschene ungeschälte Kartoffeln (Solanum tuberosum), gießen das Wasser ab, pürieren die Kartoffeln dann mit der Schale, ergänzen 1 EL Pflanzenöl und 3 Tropfen Jod und rühren die Masse gut durch.
Diese Masse geben Sie täglich über 5 bis 7 Tage auf ein Stück Stoff, legen es über Nacht auf die Brust (bis zur Kehle) und decken die Kompresse mit einer wollenen Decke ab.

Folgende Rezepte helfen auch sehr gut bei einem durch eine Bronchitis ausgelösten Husten. Davon können Sie ein beliebiges Rezept auswählen und anwenden:

▮ Schneiden Sie die Wurzel eines mittelgroßen Schwarzen Rettichs (Raphanus sativus) in kleine Würfel, geben diese in einen Kochtopf, ergänzen 1 EL Zucker, überbacken die Mischung für 2 Stunden bei 160 °C im Backofen, sieben danach den entstandenen Saft durch, geben ihn in eine Flasche (für die Herstellung größerer Mengen Saft das Mischungsverhältnis von Rettich und Zucker beachten) und bewahren die Flasche im Kühlschrank auf.
2 TL von diesem Saft nehmen Sie über 3 bis 5 Tage 3- bis 4-mal am Tag (vor dem Essen und vor dem Schlafen), Kinder jeweils 1 TL.

▮ Sammeln Sie einige frische Blätter der Aloe (Aloe Vera), waschen sie gründlich ab und legen sie in Kunststofffolie gewickelt für 10 Tage in das Gemüsefach des Kühlschranks. Danach bereiten Sie eine Mischung aus je 1 Glas gehackter Blätter der Aloe, frischer Butter, Honig und 3 EL Kakaopulver zu und bewahren die Mischung im Kühlschrank auf.
Von dieser Mischung nehmen Sie über 7 bis 8 Tage 3-mal am Tag 30 Minuten vor dem Essen 1 EL.

Lungenentzündung

Die Lungenentzündung (Pneumonie) ist eine weit verbreitete Infektionskrankheit und eine akute oder chronische Entzündung des Lungengewebes. Der betroffene Lungenbereich schwillt dabei an und wird verstärkt durchblutet. Bei gesunden Menschen heilt sie meist folgenlos ab. Bei älteren Menschen, Kindern und Menschen mit einem geschwächten Immunsystem kann die Lungenentzündung jedoch auch tödlich enden. Deshalb sollte sie immer ärztlich und medikamentös behandelt werden. Besonders in der kalten Jahreszeit treten verstärkt Lungenentzündungen auf, deren Ursache eine

Infektion ist. Auslöser für diese Infektion können Bakterien, Viren oder Pilze sein. Unterschieden werden primäre und sekundäre Lungenentzündungen. Die Begleiterscheinungen einer typischen Lungenentzündung beginnen plötzlich. Dazu gehören Husten, Atemnot und angestrengtes Atmen, eitriger Auswurf, hohes Fieber, Schüttelfrost, erhöhter Puls und Schmerzen in der Brust. Davon abweichende untypische Begleiterscheinungen können auftreten, insbesondere bei Kindern.
Folgende unterstützende Rezepte haben sich bewährt. Sie können ein beliebiges Rezept auswählen und anwenden:

Bei diesen Rezepten benötigen Sie die Hilfe einer zweiten Person.

- Ein gutes Mittel ist das Öl der Weißtanne (Abies alba), das in der Apotheke erhältlich ist. Reiben Sie täglich über 7 bis 10 Tage die Brust und den Rücken des Kranken mit dem Öl ein, ziehen ihm dann warme Wäsche an und bedecken ihn mit einer warmen Decke.

- Die Salbe aus Bienenwachs und Gänsefett im Verhältnis 1 zu 4 ist ein heilsames Mittel. Dazu erwärmen Sie das Wachs im Wasserbad bis zum flüssigen Zustand, ergänzen dann sehr vorsichtig das warme Gänsefett und verrühren alles zu einer dicken Masse. Danach die Salbe abkühlen lassen und im Kühlschrank aufbewahren. Mit dieser Salbe reiben Sie täglich über 7 bis 10 Tage die Brust und den Rücken des Kranken vor dem Schlafen ein, ziehen ihm warme Wäsche an und bedecken ihn mit einer warmen Decke.

Zur unterstützenden Behandlung eignet sich auch der folgende Aufguss:

- Mischen Sie je 1 EL getrocknete Anisfrüchte (Pimpinella anisum), Himbeeren (Rubus idaeus), Rinde der Silberweide (Salix alba), Blüten der Sommerlinde (Tilia platyphyllos) und Kraut des Huflattich (Tussilago farfara), übergießen 1 EL von der Mischung mit 1 l kochendem Wasser, lassen den Aufguss 5 bis 10 Minuten stehen und sieben ihn durch. Von diesem heißen Aufguss trinken Sie täglich über 7 bis 8 Tage 3- bis 4-mal 1/2 Glas vor dem Essen.

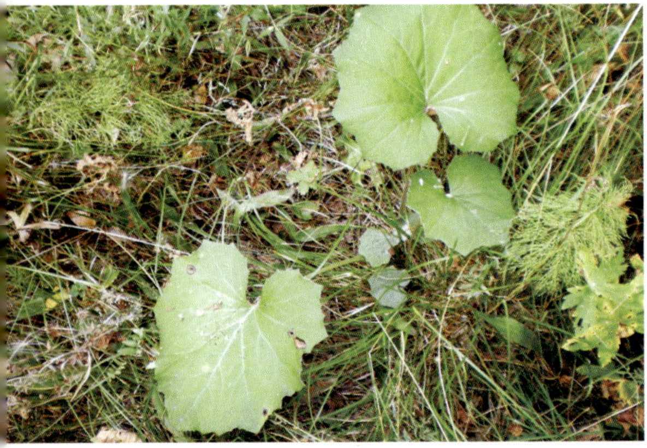

Huflattich *(Tussilago farfara)*

BAUCH UND BECKEN

Blasen- und Nierensteine

Das Steinleiden gehört heute zu den Volkskrankheiten in den modernen Industrieländern. Es ist eine typische Zivilisationskrankheit, deren entscheidender Faktor die vermehrte Zuführung von tierischem Eiweiß ist. Der Fleischkonsum in diesen Ländern ist deutlich höher als in anderen Ländern. Harnsteine (Urolithe) können sowohl als Blasenstein (Urolithiasis) als auch als Nierenstein (Nephrolithiasis) vorkommen und entstehen in Organen wie Nieren, Harnleiter und Harnblase. Es gibt unterschiedliche Gründe für ihre Entstehung. Als Hauptursache kommt ein gestörter Mineralstoffwechsel in Betracht, in dessen Folge es zur Gries- und Steinbildung kommt. Dabei werden Mineralsalze freigesetzt, die gewöhnlich im Urin gelöst sind. Normalerweise wird das Auskristallisieren dieser Stoffe durch im Urin vorhandene chemische Bestandteile verhindert, was jedoch nicht immer bei jedem Menschen vollkommen funktioniert.
Für die Auflösung von Harnsteinen kennt die Russische Volksmedizin verschiedene bewährte Rezepte.

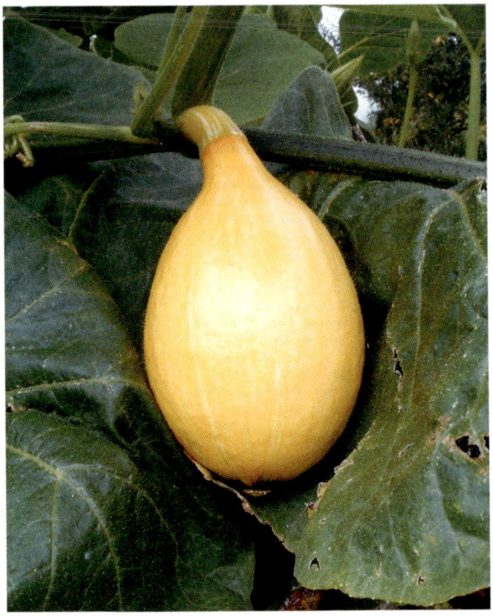

Kürbis *(Cucurbita)*

▌Beliebige Steinbildungen in einem Körperorgan löst das folgende Universalmittel auf. Es wirkt auch bei Harn- und Nierensteinen sehr gut. Dazu nehmen Sie einen Kürbis (Cucurbita) von 2 bis 2 ½ kg, schneiden den Stiel vorsichtig heraus, höhlen dann an dieser Stelle ein tiefes Loch in den Kürbis, füllen dieses mit Honig auf und verschließen abschließend den Kürbis wieder mit dem herausgeschnittenen Stiel. Anschließend geben Sie den verschlossenen Kürbis für 5 Stunden in den Backofen bei einer Temperatur von 100 bis 110 °C, lassen ihn dann abkühlen und stellen ihn in den Kühlschrank. Davon essen Sie täglich, bis sich die Steine aufgelöst haben, 3-mal 30 Minuten vor dem Essen 1 EL.

▌Bei Harnsteinen allgemein – gleich welcher Art – wirkt das Pulver aus Möhrensamen (Daucus carota). Dazu nehmen

Sie 1 g von diesem Pulver bis zu 6 Monate 3-mal am Tag 30 Minuten vor dem Essen ein.

■ Bei Nierensteinen wirkt ein Aufguss aus den Möhrensamen (Daucus carota). Dazu übergießen Sie 1 EL Samen mit 1 Glas kochendem Wasser in einer Thermoskanne, lassen den Aufguss in der fest geschlossenen Kanne 12 Stunden stehen und sieben ihn dann durch. Davon trinken Sie täglich bis zu 6 Monate 5- bis 6-mal vor dem Essen 1/2 Glas.
Nehmen Sie täglich nur 3 Mahlzeiten ein, dann können Sie vor den anderen 2 bis 3 Einnahmen ein Stückchen Brot, Gebäck, Käse oder einen Apfel essen.

Bewährte Mittel der Volksmedizin sind auch die folgenden Rezepte. Davon können Sie ein beliebiges Rezept auswählen und anwenden:

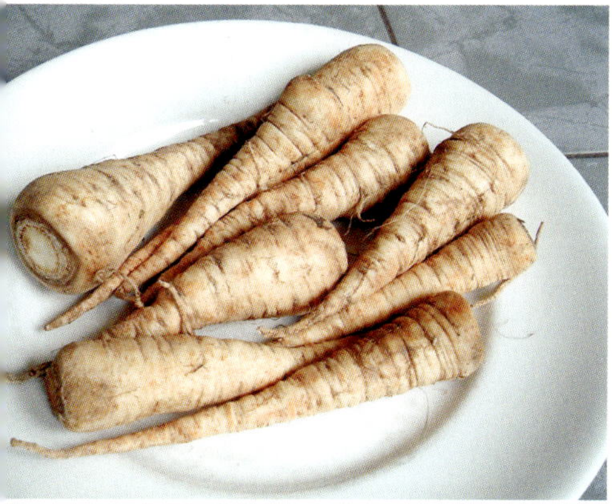

Wurzelpetersilie *(Petroselinum crispum)*

■ Übergießen Sie 1 TL frische, klein gehackte Wurzel und 1 TL Blätter der Wurzelpetersilie (Petroselinum crispum) mit 1 Glas kochendem Wasser, lassen den Aufguss 2 bis 3 Stunden stehen und trinken davon täglich bis zu 6 Monate 2-mal vor dem Essen 1/2 Glas in kleinen Schlücken. Nach 1 Monat wird die Kur für 1 Monat ausgesetzt, bevor sie wieder angewendet werden darf.
Im Winter kann dieser Sud in gleicher Weise aus getrockneter Wurzelpetersilie zubereitet werden.

■ Übergießen Sie 3 TL frisches Kraut des Vogelknöterich (Polygonum aviculare) mit ½ l kochendem Wasser, lassen den Aufguss 4 Stunden stehen und sieben ihn durch. Davon trinken Sie bis zu 6 Monate 4-mal am Tag 1/2 Glas vor dem Essen.

■ Zerkleinern Sie mehrere frische Wurzeln des Schwarzen Rettich (Raphanus sativus), lassen sie 2 bis 3 Stunden stehen und pressen danach den Saft aus. 50 ml von diesem frischen Saft trinken Sie täglich bis zu 1 Monat 3-mal.

Blasenschwäche

Unter Blasenschwäche (Harninkontinenz) leiden sehr viele Menschen. Es bezeichnet das Unvermögen, die Blasenentleerung bewusst zu kontrollieren. Blasenschwäche kann in jedem Alter auftre-

ten, auch Kinder und Jugendliche sind davon betroffen. Bei ihnen kommt hauptsächlich das Bettnässen vor, eine rein nächtliche Blasenschwäche. Die Ursachen einer Blasenschwäche können sehr unterschiedlich sein, sie sind aber immer das Zeichen für eine Erkrankung. Deshalb ist die Abklärung der konkreten Ursache durch einen Arzt sehr wichtig. Die Folgen der Erkrankung sind für den Betroffenen sehr unangenehm. Sie belasten das Selbstwertgefühl, die Lebensqualität und führen häufig auch zur Unsicherheit im Umgang mit anderen Menschen. Blasenschwäche kann jedoch meist geheilt oder zumindest wesentlich verbessert werden.
Folgende Rezepte helfen dabei, den ungewollten Harnabgang zu verhindern:

- Ein altes Volksmittel ist der Aufguss des Johanniskrauts (Hypericum perforatum). Vor dem Schlafen getrunken, bewahrt er Kinder und Erwachsene vor dem Bettnässen. Dazu übergießen Sie 4 EL getrocknetes Johanniskraut mit 1 l kochendem Wasser, lassen den Aufguss 2 bis 3 Stunden warm abgedeckt stehen und sieben ihn dann durch. Davon trinken Sie täglich über den Tag verteilt anstelle von Tee und Wasser, vor dem Schlafen trinken Sie 1 Glas.

- Nach Meinung der russischen Volksheilenden kann der Dillsamen (Anethum graveolens) die Blasenschwäche bei Menschen beliebigen Alters für kurze Zeit heilen. Es gibt aber auch Fälle der vollständigen Heilung. Dazu übergießen Sie 1 EL Samen mit 1 Glas kochendem Wasser, lassen den Aufguss warm abgedeckt für 2 bis 3 Stunden stehen und sieben ihn dann durch. Diesen Aufguss trinken Sie 1-mal täglich komplett aus.

- Übergießen Sie 40 g getrocknetes Salbeikraut (Salvia officinalis) mit 1 l kochendem Wasser, lassen den Aufguss 1 bis 2 Stunden warm abgedeckt stehen und sieben ihn dann durch. 100 bis 200 ml davon trinken Sie 2- bis 3-mal am Tag.

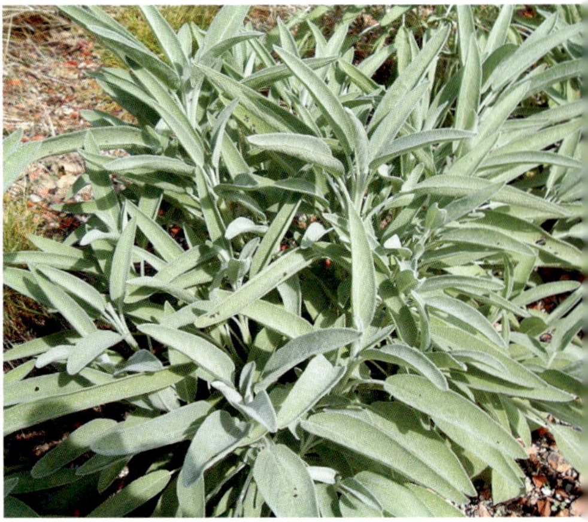

Salbeikraut *(Salvia officinalis)*

- Übergießen Sie 1 EL getrocknetes Schafgarbenkraut (Millefolii herba) mit 1 Glas heißem Wasser, lassen den Aufguss für 10 Minuten bei kleiner Hitze aufkochen,

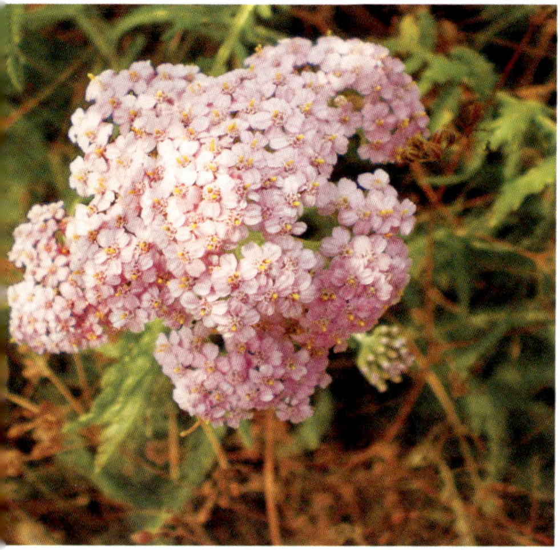

Schafgarbe *(Achillea millefolium)*

dann 1 Stunde warm abgedeckt stehen und sieben den Sud durch. Davon trinken Sie 3-mal am Tag 1/2 Glas.

Durchfall

Der Durchfall (Diarrhö) ist eine sehr häufige Erkrankung. Durchfall ist oft mit krampfartigen Schmerzen verbunden, die von einem unbeherrschbaren Stuhldrang begleitet sind. Unterschieden wird zwischen einem akuten und chronischen Verlauf. Der akute Durchfall wird gewöhnlich von Infektionen oder einer Lebensmittelvergiftung mit Bakteriengiften (Toxine) ausgelöst. Je nach Ursache kann der Stuhl dabei Schleim, Eiter oder Blut enthalten. Die Ursachen eines chronischen Durchfalls können harmlos bis gefährlich sein, daher ist in diesem Fall unbedingt die Konsultation eines Arztes angeraten.

Für die Behandlung eines akuten Durchfalls kennt die Russische Volksmedizin verschiedene bewährte Rezepte. Sie zerstören die pathogenen Mikroorganismen, besänftigen den Durchfall, die Schwäche und die Vergiftung.

- Bei leichten Formen des Durchfalls hilft der Granatapfel (Punica granatum). Dazu übergießen Sie 2 TL gehackte getrocknete Schale des Granatapfels mit ½ l kochendem Wasser, lassen den Aufguss einige Zeit stehen und trinken ihn täglich bis zur völligen Genesung. Über den Tag verteilt trinken Sie den gesamten Sud in mehreren Portionen aus. Gewöhnlich verbessert sich Ihr Zustand innerhalb von 3 Tagen.

- Bei schweren Formen des Durchfalls ist der Aufguss aus den Blüten des Gartengeißblatts (Lonicera caprifolium) hilfreich. Dazu übergießen Sie 2 EL frische Blüten mit 1 Glas kochendem Wasser, lassen den Aufguss 30 Minuten stehen und sieben ihn dann durch. Diese Menge trinken Sie bis zur völligen Genesung täglich 3-bis 4-mal.

Beachten Sie: Das Gartengeißblatt sollte nicht überdosiert werden, da es leichte Vergiftungserscheinungen hervorrufen kann.

Bewährte Mittel der Volksmedizin sind auch die folgenden Rezepte. Davon können Sie ein beliebiges Rezept auswählen und anwenden:

- Übergießen Sie 1 EL getrocknetes Kraut des Großen Wiesenknopfs (Sanguisorba officinalis) mit ¾ l kochendem Wasser, kochen den Aufguss für 10 Minuten auf kleiner Hitze auf und kühlen ihn dann ab. Von diesem Sud trinken Sie über 5 Tage 5- bis 6-mal am Tag 1/4 Glas.

- Übergießen Sie 1 TL Reis (Oryza sativa) mit 1 ¾ l kaltem Wasser, garen ihn vollständig auf kleiner Hitze und trennen dann den Sud vom Reis. Von diesem Sud trinken Sie bis zur völligen Genesung alle 2 Stunden 1/2 Glas.

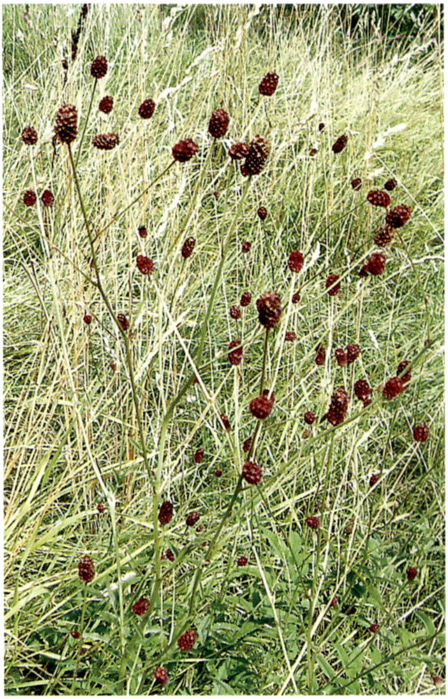

Großer Wiesenknopf *(Sanguisorba officinalis)*

Gallensteine

Der Gallenstein ist ein festes kristallisiertes Ausfallprodukt der Gallenflüssigkeit. Er entsteht, weil die löslichen Stoffe im Ungleichgewicht sind. Darunter leiden besonders Menschen ab dem mittleren Lebensalter. Frauen und übergewichtige Menschen sind dabei wesentlich häufiger betroffen als Männer und normalgewichtige Menschen. Unterschieden wird nach Gallenblasen- und Gallengangsteinen, wobei Gallenblasensteine wesentlich häufiger als Gallengangsteine vorkommen. Gallensteine sind häufig und verursachen meist keine Beschwerden. Wenn sie sich jedoch einklemmen und den Abfluss der Galle behindern, kann es zu heftigen Koliken und Entzündungen kommen. Nur wenn Gallensteine Beschwerden verursachen, ist eine Behandlung notwendig. Meist äußern sich diese Beschwerden in Koliken nach fettreichem Essen oder nachts durch Gallenblasenkontraktionen mit einem sich steigernden anfallsartigem Schmerz im rechten Teil des Oberbauches, oft in Begleitung von Übelkeit.

Bewährte Mittel der Volksmedizin gegen jede Form von Gallensteinen sind die folgenden Rezepte. Davon können Sie ein beliebiges Rezept auswählen und anwenden:

- Relativ schnell löst die Steine ein Sud aus Saathafer (Avena sativa) auf. Dazu nehmen Sie 1 Glas Haferkörner, übergießen sie mit 1 ½ l Wasser und kochen die Mischung für 1 Stunde bei kleiner Hitze. Bis sich die Steine aufgelöst haben, trinken Sie diesen Sud täglich – verteilt auf mehrere Portionen – aus.

- Die Mischung aus der Kalmuswurzel (Acorus calamus) und Honig ist ebenfalls sehr wirksam. Dazu zermahlen oder zerstoßen Sie einige getrocknete Kalmuswurzeln zu Pulver, geben dann 2 EL Pulver in 500 ml Honig und erwärmen die Mischung unter ständigem Rühren im Wasserbad, bis der Honig sich vollständig aufgelöst hat. 1 TL davon nehmen Sie täglich, bis sich die Steine aufgelöst haben, 3-mal 30 Minuten vor dem Essen zu sich. Beachten Sie: Vor dem Gebrauch muss die Mischung durchgerührt werden.

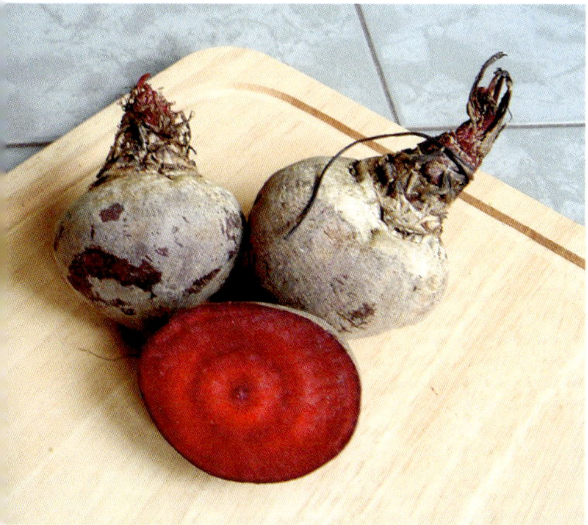

Rote Beete *(Beta vulgaris)*

- Der Sirup aus der Roten Beete (Beta vulgaris) löst die Steine allmählich und verhältnismäßig schmerzlos auf. Dazu waschen Sie eine mittlere Rote Beete (nicht schälen!), schneiden sie klein und kochen die Stücke bei kleiner Hitze, bis ein dicker Sud entsteht. Von diesem Sud trinken Sie, bis sich die Steine aufgelöst haben, 3-mal am Tag vor dem Essen 1/4 Glas.

- Die Mischung aus je 1 EL frischen Safts der Zwiebel (Allium cepa), Möhre (Daucus carota), Rote Beete (Beta vulgaris) und Honig ist empfehlenswert. Von dieser Mischung nehmen Sie, bis sich die Steine aufgelöst haben, 3-mal am Tag vor dem Essen 1 EL zu sich.

Gewichtsprobleme

Gewichtsprobleme können als Über- oder Untergewicht in Erscheinung treten.

Das Übergewicht, ein hohes Körpergewicht im Verhältnis zur Körpergröße, ist besonders in den heutigen modernen

Industriegesellschaften sehr weit verbreitet. Hohe Zuwachsraten sind insbesondere bei Kindern und Jugendlichen festzustellen. Es kommt typischerweise zustande, weil Nahrungsmittel, vor allem mit hohem Energiegehalt, immer und kostengünstig zur Verfügung stehen, hinzu kommt gleichzeitig bei vielen Menschen Bewegungsmangel. Problematisch daran ist, dass durch den Nahrungsüberfluss mehr Energie zugeführt wird, als tatsächlich benötigt und verbraucht werden kann. Die genetische Veranlagung vieler Menschen und vorhandene Stoffwechselstörungen fördern unter diesen Bedingungen zusätzlich die Entstehung von Übergewicht. Für viele Bevölkerungsschichten war diese stetige Überversorgung mit Nahrungsmitteln früher unbekannt, sodass Übergewicht kaum vorhanden und meist den wenigen Reichen vorbehalten war. Außerdem mussten früher sehr viele Menschen körperlich hart arbeiten und konnten damit die zugeführte Energie aus den Nahrungsmitteln, wie tierische Fette, gewöhnlich verbrauchen.

Die folgenden Rezepte aus der Russischen Volksmedizin können bei Übergewicht in Verbindung mit einer energiereduzierten Ernährung und ausreichender körperlicher Bewegung helfen, zu einem Normalgewicht zurückzukehren. Sie normalisieren den Stoffwechsel, verringern den erhöhten Appetit, beruhigen das Nervensystem, verbessern die Verdauung und tragen zur Gewichtsabnahme bei. Davon können Sie ein beliebiges Rezept auswählen und anwenden:

Der Apfelessig fördert die Fettverbrennung und verringert Fettablagerung im Organismus. Dazu geben Sie 2 TL hausgemachten Apfelessig (Rezept siehe S. 21 ff.) in 1 Glas Wasser und trinken diese Mischung täglich über 1 Jahr jeweils 30 Minuten vor dem Essen.

- Nehmen Sie über 3 bis 4 Monate 2- bis 3-mal am Tag vor dem Essen 1 bis 2 TL frischen Saft aus der Selleriewurzel (Apium) ein.

- Übergießen Sie 1 EL gehackte frische Selleriewurzel (Apium) mit 1 Glas kochendem Wasser, lassen den Aufguss 2 Stunden stehen und nehmen 3- bis 4-mal 1 bis 2 TL täglich davon über 3 bis 4 Monate vor dem Essen.

- Essen Sie täglich über 3 Monate im Tagesverlauf eine unbeschränkte Anzahl von Erdbeeren (Fragaria), danach endet die Kur. Eine solche Kur machen Sie 3-mal im Jahr mit dazwischenliegenden Pausen von jeweils 1 Monat.

- Trinken Sie über 3 Monate 3- bis 4-mal am Tag 1/2 bis 1 Glas frischen Kürbissaft (Cucurbita), danach endet die Kur. Eine solche Kur machen Sie 3-mal im Jahr mit dazwischenliegenden Pausen von jeweils 1 Monat.

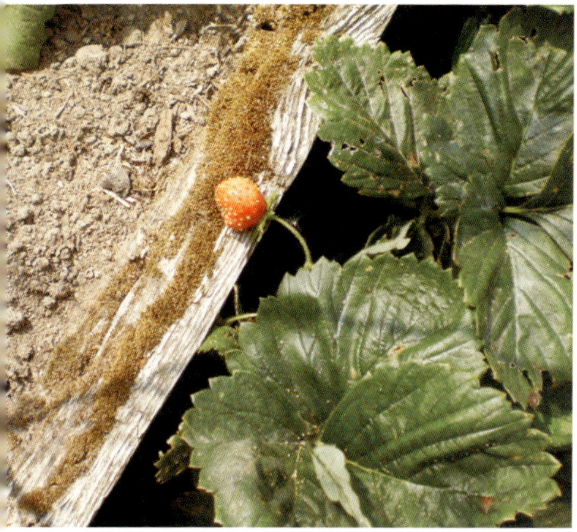

Erdbeere *(Fragaria)*

Die folgenden 7-Tage-Diäten sind für die sehr schnelle Gewichtsreduzierung geeignet. Dabei müssen Sie täglich mehr als 1 ½ l Flüssigkeit trinken, zusätzlich wunschgemäß Tee ohne Zucker oder Wasser. Dasselbe gilt für Fastennahrung. Diese Diäten sind sehr wirksam und es wird empfohlen, sie später mit der normalen Ernährung abzuwechseln.

Variante 1

▌Alle Nahrung nehmen Sie über den Tag verteilt auf und essen nur bis 18:00 Uhr.

1. Tag: 1 ½ l Milch
2. Tag: 1 l Sauermilch
3. Tag: 6 hart gekochte Eier
4. Tag: 400 g gekochtes Rindfleisch (ohne oder nur mit wenig Salz)
5. Tag: 600 g gekochtes Gemüse (ohne oder nur mit wenig Salz)
6. Tag: 1 ½ kg Früchte
7. Tag: 1 ½ kg geschälte gekochte Kartoffeln (ohne oder nur mit wenig Salz)

Vor dem Beginn der Diät sollten Sie unbedingt den Darm mithilfe eines Klistiers entleeren. Bei der Einhaltung dieser Diät sind innerhalb von 1 Woche 3 kg Gewichtsverlust möglich.
Nach der Diät können Sie auf Fastennahrung übergehen. Das wird den Prozess der Gewichtsreduzierung fortsetzen. Dabei sind für den Tag 500 bis 700 g Gewichtsverlust möglich.
Ein beispielhaftes Menü:
Frühstück: 1 Glas Milch
Mittagessen: 300 g Stampfkartoffeln (nur wenig Salz)
Abendessen: Kartoffelsalat (250 g Kartoffeln, 1 hart gekochtes Ei, wenig Salz, Pflanzenöl, je nach Geschmack etwas Petersilie oder Dill).

Variante 2

▌Alle Nahrung nehmen Sie über den Tag verteilt auf und essen nur bis 18:00 Uhr. Bei der Einhaltung dieser Diät ist innerhalb von 1 Woche ein hoher Gewichtsverlust möglich.

1. Tag: 5 Pellkartoffeln (ohne Salz); ½ l selbst erzeugter Kefir (1 %)

2. Tag: 200 ml saure Sahne;
½ Kefir (1 %)
3. Tag: 200 ml gekochter Reis;
½ l Kefir (1%)
4. Tag: ½ kg gekochtes Hühnerfleisch (ohne Haut und Salz); ½ l Kefir (1 %)
5. Tag: 1 kg Äpfel oder 500 g Möhren oder 300 g Pflaumen;
½ l Kefir (1 %)
6. Tag: 1 l Kefir (1 %)
7. Tag: 1 l stilles Mineralwasser auf den Tag verteilt.

Als Voraussetzung für die Herstellung von Milchkefir benötigen Sie eine Startkultur des tibetischen Milchpilzes aus dem Fachhandel. Erhältlich ist meist der kaukasische Milchpilz, der jedoch dem tibetischen Milchpilz gleichzusetzen ist. Die Pilzknollen werden für 1 bis 2 Tage in Kuh-, Ziegen- oder Schafsmilch (Kondensmilch ist nicht geeignet) gegeben. Die optimalen Temperaturen für die Arbeit des Pilzes liegen im Bereich von 10 °C bis 25 °C (die Temperatur sollte 30 °C nicht überschreiten, denn das verträgt der Pilz schlecht). Dabei wird die Milch fermentiert und je nach Gärdauer und Temperatur bekommt das Getränk einen Alkoholgehalt von 0,2 bis etwa 2 Prozent. Das cremige Getränk hat einen leicht säuerlichen Geschmack und erinnert an frische Buttermilch. Nach Abschluss der Gärung wird der Kefir durch ein Kunststoffsieb gegossen (die Pilzknollen niemals mit Metall in Berührung bringen, denn das würde sie zerstören) und dabei von den Pilzknollen getrennt. Die Pilzknollen werden erneut mit Milch angesetzt und dabei 1 bis 2-mal wöchentlich mit lauwarmem Wasser abgespült. Für eine »Kefirpause« können die Knollen in 1 l Milch gelegt bis zu 14 Tage im Kühlschrank lagern. Dazu sollte immer ein fest geschlossenes Glas verwendet werden.

Im Handel angebotener Kefir entspricht in seiner Zusammensetzung leider nicht dem traditionell aus dem tibetischen Milchpilz hergestellten Getränk, denn es werden spezielle für die industrielle Herstellung geeignete Bakterienkulturen verwendet. Daher fehlen ihm viele wichtige Inhaltsstoffe, die die gesundheitsfördernde Wirkung des traditionellen Kefirs begründen. Traditioneller Kefir ist laktosefrei und aufgrund seiner Eigenschaften

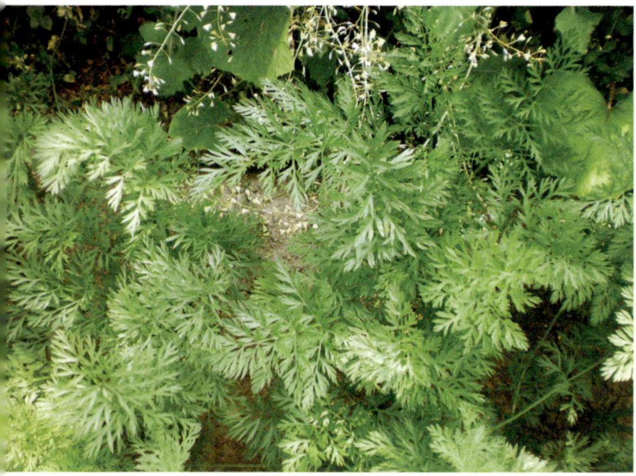

Möhre *(Daucus carota)*

in Absprache mit Ihrem Arzt oder Heilpraktiker auch für Diabetiker geeignet.

Variante 3

▮ Alle Nahrung nehmen Sie über den Tag verteilt zu sich und nur bis 18:00 Uhr. Bei der Einhaltung dieser Diät sind innerhalb von 1 Woche 3 bis 5 kg Gewichtsverlust möglich.

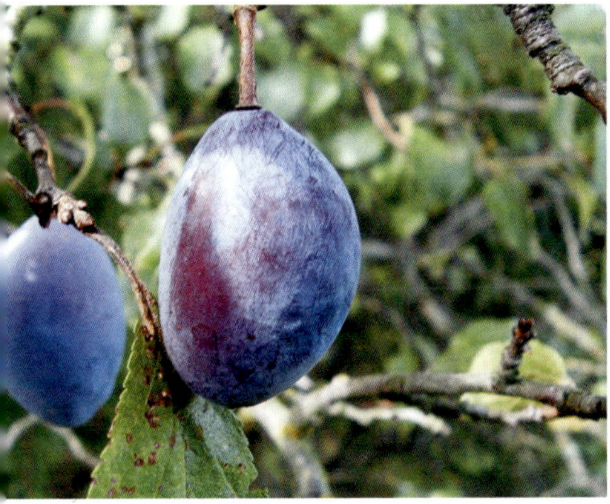

Pflaume *(Prunus domestica)*

1. Tag: 400 g Pellkartoffeln (ohne Salz); ½ l Kefir (1 %)
2. Tag: 400 g gekochter Reis; ½ l Kefir (1 %)
3. Tag: 400 g Früchte (keine Bananen und Trauben); ½ l Kefir (1 %)
4. Tag: 400 g gekochtes Hühnerfleisch (ohne Haut und Salz); ½ l Kefir (1 %)
5. Tag: 400 g Früchte (keine Bananen und Trauben); ½ l Kefir (1 %)
6. Tag: 1 ½ l stilles Mineralwasser auf den Tag verteilt
7. Tag: 400 g Früchte (außer Bananen und Trauben); ½ l Kefir (1 %)

▮ Anstatt von Kefir können Sie auch Joghurt oder ein anderes Sauermilchprodukt verwenden. Buttermilch ist zur Verwendung in diesen Diäten nicht geeignet.

Das Untergewicht, ein zu geringes Körpergewicht im Verhältnis zur Körpergröße, ist durch einen Schwund des Fettgewebes und teilweise auch des Muskelgewebes gekennzeichnet. Ursache ist meist die ständige Unterernährung mit lebenswichtigen Nährstoffen. Diese Unterernährung tritt heute vor allem in Entwicklungsländern auf, in denen ein unzureichendes Angebot an Nahrungsmitteln besteht. Die Folge ist eine Schwächung des Körpers. Bei Kindern kann eine fortwährende Unterernährung zu Störungen im Wachstum und in der geistigen Entwicklung führen.
Neben einer Unterernährung können aber auch Krankheiten, wie Magersucht, und andere Faktoren, beispielsweise Veranlagung, zum Untergewicht führen. Untergewicht muss daher nicht gleich Unterernährung oder Mangelernährung bedeuten. In den Fällen einer tatsächlichen Unterernährung sind jedoch schwere Folgeerkrankungen, einschließlich Tod durch Auszehrung, möglich.

Die folgenden Rezepte aus der Russischen Volksmedizin können bei Untergewicht in Verbindung mit einer ausgewogenen und ausreichenden Ernährung helfen, zu einem Normalgewicht zurückzukehren. Sie verbessern den Appetit und helfen dem Organismus dabei, sich Nahrung anzueignen. Außerdem normalisieren sie die Verdauung und tragen zur Gewichtszunahme bei. Davon können Sie ein beliebiges Rezept auswählen und anwenden:

- Übergießen Sie 10 g getrocknete Blüten der Kornblume (Centaurea cyanus) mit 1 Glas kochendem Wasser, lassen den Aufguss 1 Stunde stehen und trinken davon täglich über 2 Monate 3-mal 1/2 Glas. Da dieser Aufguss sehr bitter ist, können Sie ihn mit Honig oder Zucker trinken.

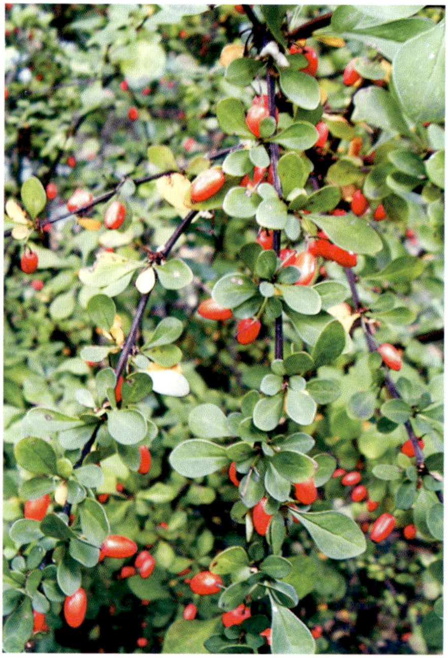

- Übergießen Sie 1 EL getrocknete Blätter der Gewöhnlichen Berberitze (Berberis vulgaris) mit 1 Glas kochendem Wasser, lassen den Aufguss mindestens 2 Stunden stehen und trinken davon täglich über 1 bis 2 Monate 2- bis 3-mal vor dem Essen 1/2 Glas.
Beachten Sie: Die Gewöhnliche Berberitze ist giftig! Das Präparat darf keinesfalls überdosiert werden!

- Übergießen Sie 1 EL getrocknete Wurzeln der Gemeinen Wegwarte (Cichorium intybus) mit 1 l kochendem Wasser, lassen den Aufguss 3 Stunden stehen und trinken davon über 1 bis 2 Monate 3-mal am Tag vor dem Essen 1/3 Glas.

- Vermischen Sie 20 gehackte süße Mandeln (Prunus dulcis), 500 ml Honig und das durch den Fleischwolf gedrehte Fruchtfleisch (ohne Kerne, aber mit Schale) von 3 großen Zitronen (Citrus x limon) und bewahren die Mischung im Kühlschrank auf. Davon nehmen Sie täglich 5- bis 6-mal vor dem Essen 1 EL ein, bis die Mischung aufgebraucht ist. Zur Ergänzung nehmen Sie täglich 1-mal 1 EL Fischtran.

Beberitze *(Berberis vulgaris)*

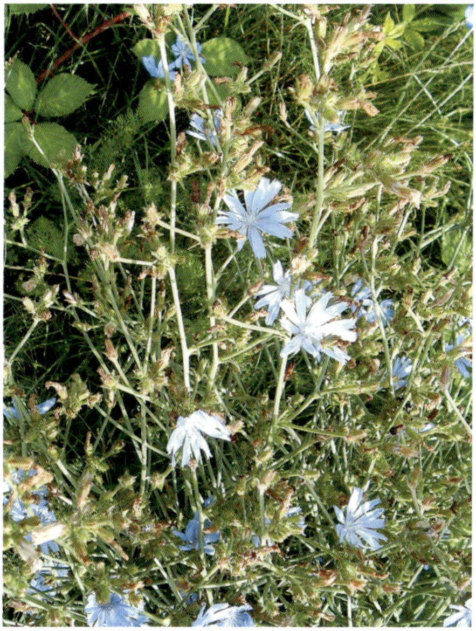

Gemeine Wegwarte *(Cichorium intybus)*

▮ Vermischen Sie 1 frisches Eigelb mit 1 EL Zucker, bis die Mischung eine weiße Farbe annimmt, und ergänzen dann 1 EL Kognak. Diese Mischung nehmen Sie täglich über 1 Monat 3-mal nach dem Essen ein.

Hämorrhoiden

Hämorrhoiden sind sehr weit verbreitet. Nach Schätzungen sind über 50 Prozent aller Menschen jenseits des 30. Lebensjahrs mehr oder weniger stark davon betroffen. Bei jedem Menschen sind in der Schleimhaut des unteren Enddarms Schwellkörper (Hämorrhoiden) vorhanden, die dort ein dichtes Gefäßpolster bilden und zusammen mit dem äußeren und inneren Schließmuskel den Verschluss des Afters sichern. Im Laufe des Lebens können in diesen Gefäßpolstern krankhafte Vergrößerungen der Schwellkörper eintreten. Wenn sich daraufhin das Blut in diesem Gefäßpolster staut und es nicht mehr ungestört abfließen kann, dann spricht man von einem Hämorrhoidlleiden. In der Folge kommt es dann zu knotenartigen Verwölbungen der Schleimhaut mit den typischen Begleiterscheinungen wie hellrote Blutungen im Analbereich, Druckgefühl, Juckreiz, Hautausschlag und im fortgeschrittenen Stadium zur gestörten Fähigkeit, den Stuhl zu halten. Die Auslöser für dieses Leiden können vielfältig sein, wie Verstopfung, verstärktes Pressen beim Stuhlgang, Übergewicht oder eine angeborene Bindegewebsschwäche. Es ist generell empfehlenswert, während der Behandlung auf sehr scharfes, gebratenes und salziges Essen zu verzichten.

Für die Behandlung von Hämorrhoiden kennt die Russische Volksmedizin verschiedene bewährte Rezepte. Sie lindern den Juckreiz, das Ödem, den Schmerz, tragen zum Verschwinden der vergrößerten Venenknoten bei, beheben die Venenstagnation und beugen einem Rückfall vor. Davon können Sie ein beliebiges Rezept auswählen und anwenden:

▮ Frosten Sie Wasser in Form von Kerzen mit 3 cm Länge und 1 cm Dicke und runden ein Ende dieser Kerzen ab. Vor der Anwendung tauchen Sie jeweils das abgerundete Ende für 2 Sekunden in heißes Wasser und führen diese Kerze täglich morgens und abends, bis die Begleiterscheinungen der Erkrankung verschwunden sind, vollständig in den After ein.

▮ Frosten Sie Kerzen aus geriebenen frischen Kartoffeln (Solanum tuberosum) von 3 cm Länge und 1 cm Dicke und runden ein Ende dieser Kerzen ab. Vor der Anwendung tauchen Sie jeweils das abgerundete Ende für 2 Sekunden in heißes Wasser und führen eine Kerze täglich abends, bis die Begleiterscheinungen der Erkrankung verschwunden sind, vollständig in den After ein.

▮ Übergießen Sie 1 EL getrocknetes Kraut der Königskerze (Verbascum thapsiforme) mit 1 l kochendem Wasser, lassen den Aufguss 1 Stunde stehen und trinken davon täglich über 10 Tage 3- bis 4-mal am Tag 1 Glas.
Von diesem Aufguss können Sie auch Kerzen frosten, wie in den obigen Rezepten beschrieben, und diese in gleicher Weise täglich morgens und abends, bis die Begleiterscheinungen der Erkrankung verschwunden sind, anwenden.

▮ Kochen Sie 3 mittlere ungeschälte Rote Beete (Beta vulgaris) für 30 Minuten bei kleiner Hitze und kühlen sie dann unter sehr kaltem Wasser ab. Danach schälen Sie die Rote Beete, schneiden sie in kleine Stückchen und essen diese im Laufe des Tages auf, bis zum völligen und schmerzlosen Verschwinden der Hämorrhoide.

▮ Wenn die Hämorrhoiden aus dem After heraustreten und schmerzen, dann eignet sich die Rote Beete (Beta vulgaris) oder die Möhre (Daucus carota) für die Behandlung. Dazu geben Sie 1 EL frisch geriebene Beete oder Möhre (den Saft nicht ausdrücken) auf ein Stück Baumwoll- oder Leinenstoff und drücken eine solche Packung täglich über 7 Tage für längere Zeit auf den After.

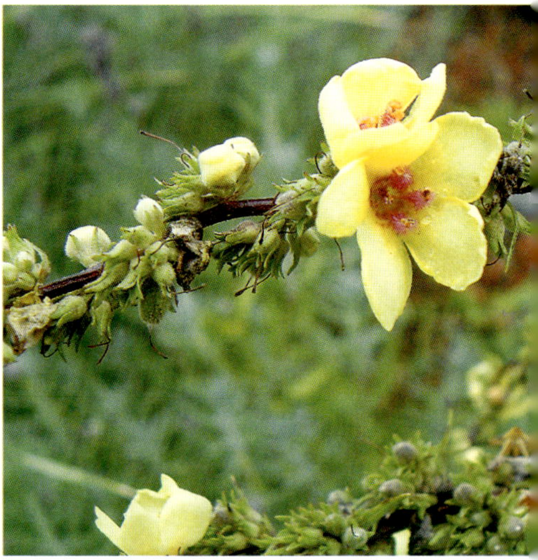

Königskerze *(Verbascum thapsiforme)*

Lebensmittelinfektionen und -vergiftungen

Lebensmittelinfektionen und -vergiftungen werden durch den Verzehr verunreinigter Lebensmittel verursacht. Die Verunreinigung mit Infektionserregern (Mikroorganismen) oder Giftstoffen (Toxine) ist dabei meist der Auslöser. Die meisten Lebensmittelinfektionen führen bei Menschen mit einem funktionierenden Immunsystem häufig zu Erbrechen, Durchfällen und Krämpfen. Oft sind diese Begleiterscheinungen nur leicht und kurz anhaltend. Bei Menschen mit geschwächtem Immunsystem, bei älteren Personen oder Kindern können diese Begleiterscheinungen jedoch länger andauern und die Infektionen schwerer verlaufen. Die Begleiterscheinungen einer Lebensmittelvergiftung können dagegen entsprechend dem auslösenden Toxin sehr unterschiedlich sein. Vergiftungen mit Pflanzen oder Pilzen können zu Fieber, Übelkeit, Krämpfen, Halluzinationen und in manchen Fällen auch zum Tod führen. Fischvergiftungen können Übelkeit, Erbrechen und Durchfälle auslösen. Beim Verzehr von Lebensmitteln tierischer Herkunft entstehen die häufigsten Vergiftungen.
Wenn der Verdacht auf eine Lebensmittelvergiftung besteht, sollten Sie unverzüglich einen Arzt aufsuchen.
Für die unterstützende Behandlung bei einer Lebensmittelvergiftung kennt die Russische Volksmedizin verschiedene bewährte Rezepte. Sie normalisieren die Arbeit des Magen-Darm-Kanals, filtern die Toxine aus dem Organismus heraus und fördern die Entwässerung.

▪ Bei einer leichten Lebensmittelvergiftung hilft Zimt (cinnamomum). Dazu übergießen Sie 1 TL Zimt mit 1 Glas kochendem Wasser, lassen den Aufguss noch für 5 Minuten auf kleiner Hitze aufkochen und dann schnell abkühlen. Davon trinken Sie 1 Glas. Gewöhnlich ist die einmalige Anwendung bereits ausreichend, um den Zustand wieder zu normalisieren. Sollte es jedoch notwendig sein, wiederholen Sie die Anwendung.

Bewährte Mittel der Volksmedizin sind auch die folgenden Rezepte. Davon können Sie ein beliebiges Rezept auswählen und anwenden:

▪ Übergießen Sie ½ EL Dillsamen (Anethum graveolens) mit 1 Glas kochendem Wasser, lassen den Aufguss 30 Minuten stehen, sieben ihn durch und ergänzen dann 1 TL Honig. Davon trinken Sie, bis Besserung eintritt, jede Stunde 1/2 Glas.

▪ Übergießen Sie 1 EL schwarzen Tee mit ½ l kochendem Wasser, lassen den Aufguss 5 Minuten stehen und sieben ihn durch. Davon trinken Sie jede halbe Stunde 1/2 Glas, bis sich der Zustand verbessert.

▌Waschen Sie 3 bis 4 Kartoffeln (Solanum tuberosum) sorgfältig, übergießen sie mit 1 ½ l Wasser und garen sie vollständig auf kleiner Hitze (die Kartoffeln dürfen dabei nicht zerfallen), geben dann in das Kochwasser 1 EL Speisesalz, lassen alles abkühlen und stellen den Topf in den Kühlschrank. Von diesen Kartoffeln essen Sie 4- bis 5-mal am Tag 1 EL. Dabei ist es sehr wichtig, dass Sie zusätzlich am Tag mindestens 2 bis 2 ½ l Flüssigkeit in kleinen Schlücken trinken. Gewöhnlich reicht die einmalige Anwendung aus, damit die Krankheit verschwindet.
Beachten Sie: Für dieses Rezept sollten Sie nur von Schadstoffen unbelastete Kartoffeln verwenden.

Magenschleimhautentzündung

Die Magenschleimhautentzündung (Gastritis) tritt zunehmend im höheren Lebensalter auf. Sie kann verschiedene Ursachen haben und akut oder chronisch verlaufen. Eine akute Magenschleimhautentzündung tritt plötzlich auf. Dabei sind Appetitlosigkeit, Übelkeit, Erbrechen, ein Druckschmerz im Oberbauch und ein unangenehmer Geschmack im Mund häufige Begleiterscheinungen. Chronische Formen sind oft schwerer zu diagnostizieren, weil sie eher unspezifische Begleiterscheinungen, wie Schmerzen im Oberbauch, Völlegefühl nach Mahlzeiten und Blähungen aufweisen. Eine Infektion mit dem Bakterium »Helicobacter pylori« ist der häufigste Auslöser einer chronischen Magenschleimhautentzündung. Im chronischen Verlauf der Erkrankung sind ernste Komplikationen möglich, die mitunter umgehend ärztliche Hilfe erfordern.
Für die Behandlung einer Magenschleimhautentzündung kennt die Russische Volksmedizin verschiedene bewährte Rezepte. Sie besänftigen die Entzündung der Schleimhaut, den Schmerz, das Sodbrennen und die Übelkeit.

▌Warmes Honigwasser verringert sehr gut den Säuregehalt und die Spannung der Magenwände und wird schnell aufgenommen. Dazu lösen Sie 30 bis 35 ml Honig in 1 Glas warmem abgekochten Wasser auf. Dieses Honigwasser trinken Sie über 1 ½ bis 2 Monate 3-mal am Tag 1 ½ bis 2 Stunden vor oder 3 Stunden nach dem Essen. Die Tagesdosis an Honig kann 70 bis 100 ml betragen, dabei sind aber andere Süßigkeiten ausgeschlossen.
Bei einigen Menschen mit einem erhöhten Säuregehalt im Magen führt nüchtern eingenommener Honig zu Sodbrennen. Das können Sie vermeiden, wenn Sie den Honig in Quark, Brei oder Milch zu sich nehmen.

▌Gegen ständige Schmerzen hilft der frische Saft der Kartoffel (Solanum tuberosum, siehe S. 26). Davon trinken Sie über

4 bis 5 Wochen 3-mal am Tag 30 Minuten vor dem Essen 1/4 Glas und erhöhen allmählich die Dosis auf 2/3 Glas. Wenn danach die ständigen Schmerzen immer noch vorhanden sind, können Sie diese Kur unbedenklich auf bis zu 7 bis 8 Wochen ausdehnen.

Wenn es zu kompliziert ist, den Saft 3-mal am Tag einzunehmen, dann sollte er unbedingt zumindest morgens und abends getrunken werden. Empfohlen sind auch vorbeugende Kuren mit diesem Kartoffelsaft in der Zeit von Oktober bis Februar. Zwischen solchen Kuren pausieren Sie am besten immer 1 Monat.

Eingelagerte Kartoffeln enthalten eine große Anzahl von Stoffen, die Entzündungen und Geschwülste lindern. Da sich die Kartoffel auf den nächsten Frühling vorbereitet, sammelt sie in der Lagerzeit viele Stoffe für den nächsten Austrieb an und gerade diese Stoffe verfügen über die nützlichen Eigenschaften. Je näher der Frühling kommt, desto mehr enthalten die eingelagerten Kartoffeln diese Stoffe.

Beachten Sie: Für dieses Rezept sollten Sie nur von Schadstoffen unbelastete Kartoffeln verwenden.

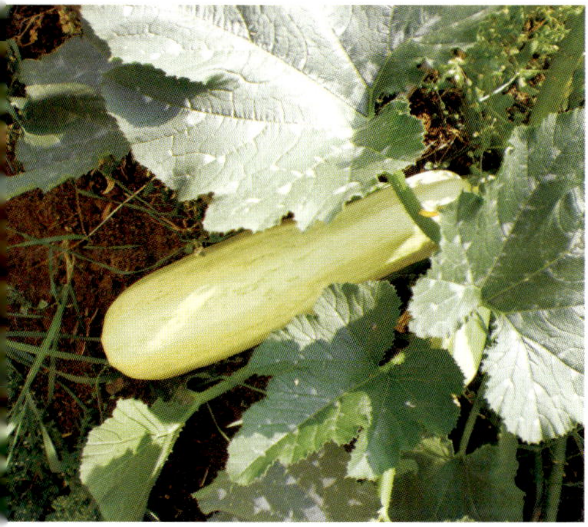

Gartenkürbis *(Cucurbita pepo)*

Bewährte Mittel der Volksmedizin sind auch die folgenden Rezepte. Davon können Sie ein beliebiges Rezept auswählen und anwenden:

- Übergießen Sie 1 Glas Kürbisfruchtfleisch (Cucurbita) mit ½ l Milch und lassen es bei kleiner Hitze weich kochen. Den entstandenen Kürbisbrei ergänzen Sie nach Geschmack mit ein wenig Salz und Zucker. Diesen Brei essen Sie täglich über 3 Monate zum Frühstück.

- Übergießen Sie 1 Glas Saathafer (Avena sativa) mit 1 l Wasser, kochen die Mischung, bis nur noch die Hälfte der Flüssigkeit übrig ist und sieben dann den Sud durch. Danach geben Sie in den Sud ½ l Milch und lassen die Mischung 5 bis 7 Minuten unter kleiner Hitze aufkochen. Von dieser Mischung trinken Sie über 2 Monate 3-mal am Tag vor dem Essen 1/2 bis 1 Glas.

- Übergießen Sie 1 EL getrocknete gehackte Wurzel der Lakritze (Glycyrrhiza glabra) mit 1 Glas kochendem Wasser, lassen den Aufguss im geschlossenen Geschirr für 30 Minuten im Wasserbad stehen, kühlen ihn dann für 10 Minuten bei Zimmertemperatur ab und sieben ihn durch. Von diesem Aufguss nehmen Sie täglich über 2 Monate 3-mal vor dem Essen 1 EL ein.

Magengeschwür

Etwa jeder 20. Mensch erkrankt in Deutschland im Laufe seines Lebens an einem Magengeschwür (Ulcus ventriculi), einer gutartigen entzündlichen Schädigung der Magenschleimhaut. Dabei nimmt die Häufigkeit der Erkrankung ab dem mittleren Lebensalter zu. Häufigste Ursache ist eine durch das Bakterium »Helicobacter pylori« ausgelöste Magenschleimhautentzündung. Zur Schädigung der Magenschleimhaut können aber auch Nikotin, Alkohol, Medikamente und Stress beitragen. Typische Begleiterscheinungen von Magengeschwüren sind drückende und brennende Magenschmerzen, vor allem nach dem Essen. Weiterhin können Übelkeit, Erbrechen und Gewichtsverlust auftreten. Im Verlauf einer unbehandelten Erkrankung kann es zu lebensbedrohlichen Komplikationen durch Blutung aus dem Geschwür, Magendurchbruch und Blutsturz kommen. Weitere Folgen können die Verengung des Magenausgangs und der Magenkrebs sein.

Für die Behandlung eines Magengeschwürs kennt die Russische Volksmedizin verschiedene bewährte Rezepte. Sie tragen zur Abheilung des Magengeschwürs bei, besänftigen den Schmerz, die Übelkeit, das Sodbrennen und die Blähung des Bauches. Außerdem normalisieren sie die Verdauung.

▮ Ein altes sehr wirksames Mittel bei Magengeschwüren sowie Lebererkrankungen ist die Mischung aus 500 ml Honig, ½ l Olivenöl, dem Saft von 2 Zitronen (Citrus x limon) oder 50- bis 100 ml hausgemachten Apfelessig (siehe S. 21 ff.). Die fertige Mischung bewahren Sie im dicht

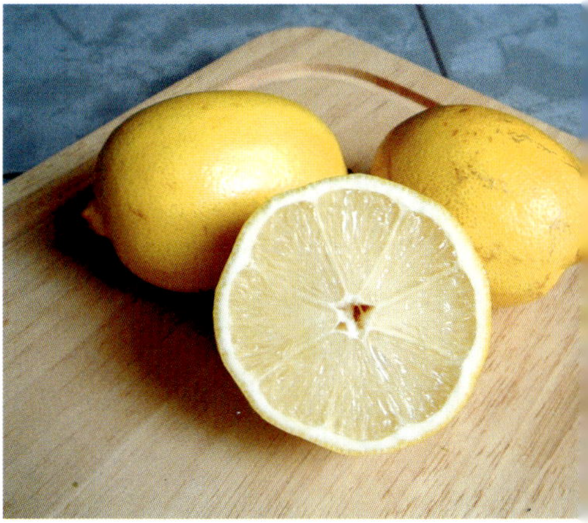

Zitrone *(Citrus x limon)*

verschlossenen Geschirr im Kühlschrank auf. Vor jeder Anwendung verrühren Sie die Mischung nochmals gut mit einem

Holzlöffel und nehmen davon täglich 3-mal 30 bis 40 Minuten vor dem Essen 1 EL, bis die Mischung aufgebraucht ist. Gewöhnlich werden die Magenschmerzen bereits nach 4 bis 5 Tagen weniger. Gleichzeitig ist es bei dieser Behandlung empfehlenswert, täglich 5 bis 6 Walnusskerne (Juglans regia) zu essen.
Nach einer Pause von 3 bis 4 Wochen können Sie diese Kur wiederholen. Alle 6 Monate (im Herbst und im Frühling) wird eine vorbeugende Kur empfohlen.

Bewährte Mittel der Volksmedizin sind auch die folgenden Rezepte. Davon können Sie ein beliebiges Rezept auswählen und anwenden:

- Kochen Sie 1 kg Butter in einem emaillierten Geschirr auf, nehmen es dann vom Herd, ergänzen 150 g klein geschnittene Propolis (in der Apotheke erhältlich), vermischen sie so lange mit der Butter, bis sie sich vollständig aufgelöst hat und bewahren die fertige Mischung im Kühlschrank auf. Von dieser Mischung nehmen Sie über 3 bis 4 Wochen 3- bis 4-mal am Tag 1 ½ bis 1 Stunde vor dem Essen 1 TL zu sich.

- Übergießen Sie 20 g getrocknete Wurzeln der Großen Klette (Arctium lappa) mit 1 Glas heißem Wasser, kochen den Aufguss 20 Minuten unter kleiner Hitze auf, dann 2 Stunden stehen lassen und den Sud durchsieben, dabei die Wurzeln ausdrücken. Danach ergänzen Sie die Flüssigkeit wieder auf 1 Glas mit abgekochtem Wasser. Davon trinken Sie täglich über 1 Monat 3-mal vor dem Essen 1/2 Glas.

- Trinken Sie täglich über 3 Wochen morgens auf nüchternen Magen 1 Glas frischen Weißkohlsaft (Brassica oleracea). Für die Geschmacksverbesserung können Sie ihn im Verhältnis 1 zu 3 mit frischem Selleriesaft (Apium) vermischen.

Nierenbeckenentzündung

Die Nierenbeckenentzündung (Pyelonephritis) ist eine der häufigsten Nierenerkrankungen. Es handelt sich um eine akute oder chronische Infektion des Nie-

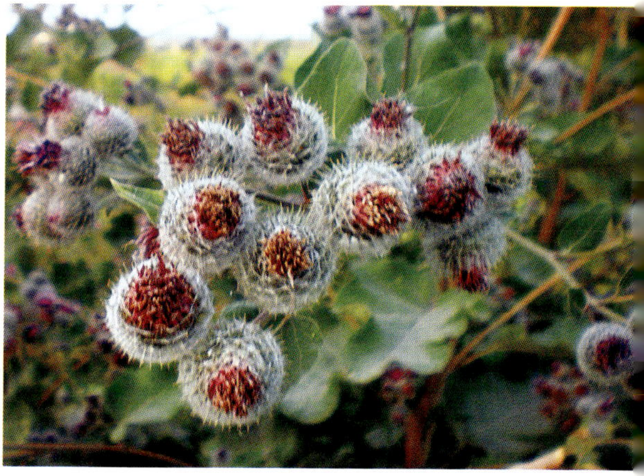

Große Klette *(Arctium lappa)*

renbeckens, die meist durch Bakterien verursacht wird. Frauen erkranken daran aufgrund ihrer kürzeren Harnröhre zwei- bis dreimal so häufig wie Männer. Allerdings dreht sich das Verhältnis mit höherem Alter um und es sind mehr Männer davon betroffen. Meist ist die Ursache eine vergrößerte Prostata, die den Harnabfluss behindert. Zu den typischen Begleiterscheinungen einer Nierenbeckenentzündung gehören hohes Fieber, Schmerzen in der Nierengegend und Probleme beim Wasserlassen. Häufiger Auslöser ist eine aufsteigende Harnwegsinfektion, etwa wenn durch einen Harnstein der Urin nicht mehr abfließen kann, wodurch Keime von der Blase über die Harnleiter ins Nierenbecken gelangen. Eine unbehandelte Nierenbeckenentzündung kann zur chronischen Entzündung, in deren Folge zur Verminderung der Nierenfunktion oder zu einem vollständigen Nierenversagen führen. Allgemein ist es bei den Nierenkrankheiten nützlich, viele Erdbeeren (Fragaria) in die ständige Ernährung aufzunehmen, denn sie verfügen über eine mikrobizide Wirkung, die gegen eine Entzündung wirkt.

Folgende Rezepte helfen bei einer Nierenbeckenentzündung:

▮ Dieses Rezept hilft ausgezeichnet bei allen Nierenkrankheiten. Es löst auch Nierensteine auf und entfernt Ödeme. Das überflüssige Gewicht verringert sich dabei wesentlich. Dazu essen Sie täglich über 10 Tage nur das Fruchtfleisch der Wassermelone (Citrullus lanatus) und Schwarzbrot. Die Wassermelone soll innen kräftig rot sein. Vom Brot als auch von der Wassermelone können Sie essen,

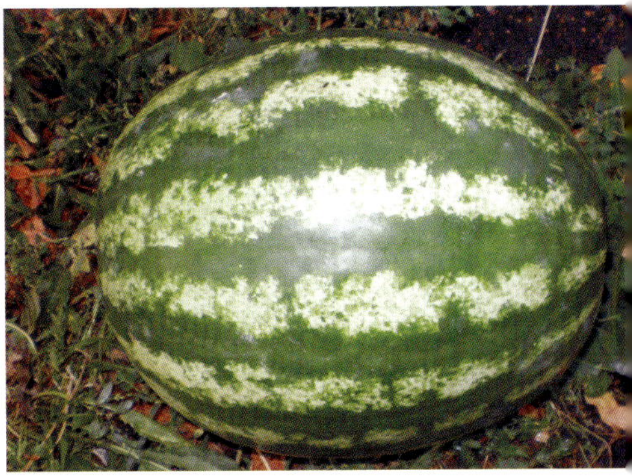

Wassermelone *(Citrullus lanatus)*

so viel Sie wollen, denn weitere Nahrung darf in dieser Zeit nicht gegessen werden.

▮ Übergießen Sie am Abend 3 EL frisch geriebene Möhren (Daucus carota) mit ¾ l kochendem Wasser, lassen den Aufguss über Nacht stehen und trinken 1 Glas von diesem heißen Aufguss 3-mal am Tag.
Der Aufnahmezyklus folgt diesem Schema:
Nehmen Sie den Aufguss einen Monat lang zu sich, danach pausieren Sie einen Monat. Insgesamt werden 5 bis 6 dieser Zyklen durchlaufen.

Dieser Aufguss löst auch kleine Nierensteine auf und entfernt Ödeme.

▪ Mischen Sie 1 Glas Honig mit 1 Glas frischen Schneeballbeeren (Viburnum opulus). Von dieser Mischung nehmen Sie täglich über 1 Monat 3-mal vor dem Essen 1 EL ein. Dieser Aufguss normalisiert auch den Blutdruck.

▪ Übergießen Sie 3 EL getrocknetes Kraut der Gemeinen Wegwarte (Cichorium intybus) in einer Thermoskanne mit 600 ml kochendem Wasser, lassen den Aufguss 2 Stunden stehen und sieben ihn dann durch. Davon trinken Sie täglich über 3 Monate 3-mal 1 Glas.
Dieser Aufguss löst auch Nierensteine auf und entfernt Ödeme.

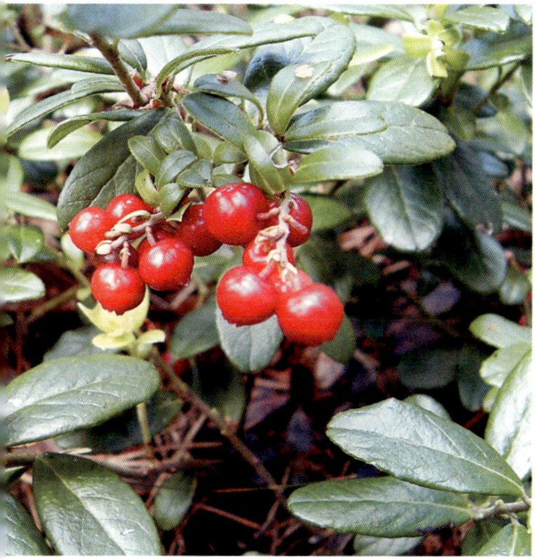

Preiselbeere *(Vaccinium vitis-idaea)*

▪ Übergießen Sie 3 bis 4 TL gehackte getrocknete Preiselbeereblätter (Vaccinium vitis-idaea) in einem emaillierten Geschirr mit ½ l kochendem Wasser, kochen die Mischung im fest geschlossenen Geschirr für 15 Minuten im Wasserbad, lassen sie dann 45 Minuten abkühlen und sieben die Flüssigkeit durch. Danach ergänzen Sie die Flüssigkeit mit abgekochtem Wasser auf 400 ml und trinken von diesem Aufguss täglich 3- bis 4-mal vor dem Essen 1/4 Glas.
Der Aufnahmezyklus folgt diesem Schema:
Nehmen Sie den Aufguss einen Monat lang zu sich, danach pausieren Sie einen Monat. Insgesamt werden 3 bis 4 dieser Zyklen durchlaufen.

Prämenstruelles Syndrom und Menstruationsbeschwerden

Etwa ein Drittel bis die Hälfte aller gebärfähigen Frauen leidet in den letzten 2 Wochen vor jedem Monatszyklus an sehr komplexen psychischen und körperlichen Beschwerden, die als prämenstruelles Syndrom bezeichnet werden. Dazu gehören u. a. Stimmungsschwankungen, Müdigkeit, Reizbarkeit, depressive Verstimmung, Spannung im Bereich der Brüste, Wassereinlagerungen und Bauchschmerzen. Mit dem Einsetzen der

Regelblutung verlieren sich diese Beschwerden rasch, können aber auch in Menstruationsbeschwerden übergehen. Bisher sind die Ursachen für das prämenstruelle Syndrom nicht eindeutig geklärt. Man nimmt jedoch an, dass die Beschwerden durch Störungen im hormonellen Gleichgewicht ausgelöst werden und psychische Faktoren verstärkend wirken.
Folgende Rezepte können bei einzelnen Beschwerden abhelfen:

- Bei einer Anstauung von Flüssigkeit im Organismus und Ödemen ist der Aufguss des Schwarzen Holunders (Sambucus nigra) sehr wirksam. Dazu übergießen Sie 1 TL getrocknete gehackte Rinde und Früchte des Schwarzen Holunders (Sambucus nigra) mit 1 Glas kochendem Wasser, lassen den Aufguss 2 ½ Stunden an einem warmen Ort stehen und sieben ihn dann durch.
Von diesem Aufguss nehmen Sie im Laufe des Tages alle 2 Stunden 1 EL ein. Vorbeugend können Sie bereits 10 bis 14 Tage vor der Menstruation mit der Einnahme beginnen.

- Der frische Saft aus der Selleriewurzel (Apium) ist ebenfalls ein wirksames Mittel bei der Anstauung von Flüssigkeit im Organismus. Dazu nehmen Sie 2- bis 3-mal am Tag 30 Minuten vor dem Essen 1 bis 2 TL Saft ein.

Bewährte Mittel der Volksmedizin sind auch die folgenden Rezepte. Sie normalisieren den Schlaf, lindern die hohe Reizbarkeit und nehmen das Schmerzsyndrom. Davon können Sie ein beliebiges Rezept auswählen und anwenden:

- Mischen Sie je 1 EL getrocknetes Kraut des Acker-Schachtelhalms (Equisetum), des Herzgespanns (Leonurus cardiaca),

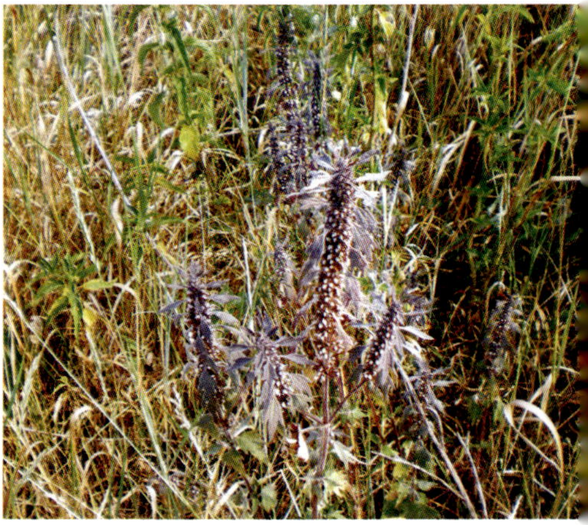

Herzgespann *(Leonurus cardiaca)*

Hopfenzapfen (Humulus lupulus) und Hagebutten der Wildrose (Rosa majalis). Alternativ zu den Hagebutten der Wildrose (Rosa majalis) können Sie auch die Hagebutten der Heckenrose (Rosa corymbifera) oder der Hundsrose (Rosa canina) verwenden.
1 EL von dieser Mischung übergießen Sie mit ½ l kochendem Wasser, lassen den

Aufguss 1 Stunde stehen und trinken davon täglich 3- bis 4-mal 1/2 Glas. Diese Behandlung beginnen Sie 1 Woche vor der Menstruation und setzen sie fort bis zu deren Ende.

▪ Übergießen Sie 5 EL gehackte frische Wurzelpetersilie (Petroselinum crispum) mit 1 l kochendem Wasser, lassen den Aufguss 1 Stunde stehen, sieben ihn dann durch und trinken ihn täglich in Portionen von jeweils 1/2 Glas im Laufe des Tages aus. Diese Behandlung beginnen Sie 5 Tage vor der Menstruation und setzen sie fort bis zu deren Ende.

▪ Übergießen Sie 1 EL getrocknetes gehacktes Kraut des Waldweidenröschens (Epilobium angustifolium) mit 1 Glas kochendem Wasser, lassen den Aufguss für 3 Minuten aufkochen, dann 1 Stunde stehen und sieben ihn durch. Davon trinken Sie 3- bis 4-mal am Tag 1/4 Glas vor dem Essen. Diese Behandlung beginnen Sie 10 bis 14 Tage vor der Menstruation und setzen sie fort bis zu deren Ende.

▪ Übergießen Sie 1 EL getrocknetes Kraut des Wiesenlöwenzahns (Taraxacum officialae) mit ½ l kochendem Wasser in emailliertem Geschirr, lassen den Aufguss unter dem geschlossenen Deckel 1 Tag stehen und sieben ihn dann durch. Davon trinken Sie 3-mal am Tag 1/3 Glas 40 Minuten vor dem Essen. Diese Behandlung beginnen Sie 10 bis 14 Tage vor der Menstruation und setzen sie fort bis zu deren Ende.

Die meisten Frauen empfinden zur Zeit der Monatsblutung mehr oder weniger starke Menstruationsbeschwerden, fast jede zweite Frau kann ihr Leid darüber klagen. Es sind verschiedene Begleiterscheinungen, die während der weiblichen Menstruation auftreten können. Die primären Regelschmerzen setzen gewöhnlich kurz nach dem ersten Auftreten der Regelblutung in der Pubertät ein und halten im Leben der betroffenen Frauen meist bis zur letzten spontanen Menstruation an. Dabei ist die Menstruation selbst der Schmerzauslöser. Der sekundäre Regelschmerz ist in organischen Erkrankungen begründet, der von Verhütungsmitteln, gynäkologischen Erkrankungen oder auch fehlerhafter Hygiene ausgelöst wird.

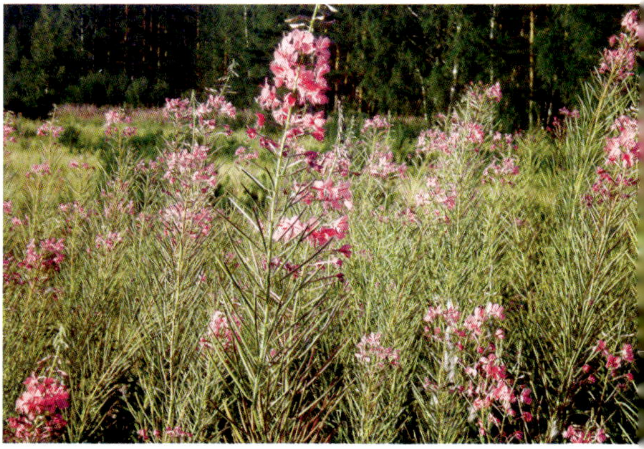

Waldweidenröschen *(Epilobium angustifolium)*

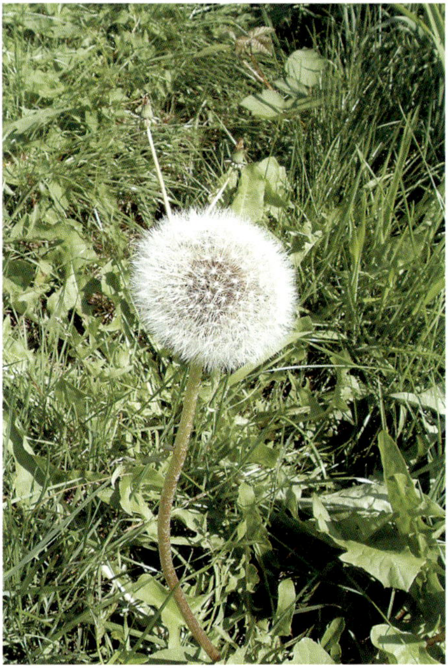

Wiesenlöwenzahn *(Taraxacum officialae)*

Für die Behandlung von Menstruationsbeschwerden und die Regulierung des Menstruationszyklus kennt die Russische Volksmedizin verschiedene bewährte Rezepte. Davon können Sie ein beliebiges Rezept auswählen und anwenden:

- Geben Sie 30 g zerkleinerte getrocknete Lorbeerblätter (Laurus nobilis) in ein Glas, übergießen sie mit 200 ml Pflanzenöl, stellen das fest verschlossene Glas für 2 Wochen an einen warmen dunklen Ort, dabei öfter aufschütteln. Von dem durchgesiebten Öl nehmen Sie täglich 3-mal nach dem Essen 1 TL ein, bis es aufgebraucht ist.

- Übergießen Sie 1 EL getrocknetes Birngrünkraut (Orthilia secunda) in einer Thermoskanne mit ½ l kochendem Wasser und lassen die fest verschlossene Kanne 8 bis 12 Stunden stehen. Davon trinken Sie täglich 3-mal 30 Minuten vor dem Essen 1/2 Glas.
Nachdem Sie 2 Wochen diesen Aufguss zu sich genommen haben, pausieren Sie 2 Wochen. Insgesamt werden vier Zyklen im Zeitraum von 4 Monaten durchlaufen. Dieser Aufguss hilft auch bei gutartigen Geschwulstbildungen und Entzündungen in den weiblichen Sexualorganen, Unfruchtbarkeit und der Normalisierung der hormonalen Funktionen.

- Übergießen Sie 1 EL getrocknetes Kraut der Rotebürste (Rodiola guadrefida) in einer Thermoskanne mit ½ l kochendem Wasser und lassen die fest verschlossene Kanne 8 bis 12 Stunden stehen. Von diesem Aufguss trinken Sie täglich 3-mal 30 Minuten vor dem Essen 1/2 Glas.
Nachdem Sie 2 Wochen diesen Aufguss zu sich genommen haben, pausieren Sie 2 Wochen. Insgesamt werden vier Zyklen im Zeitraum von 4 Monaten durchlaufen. Dieser Aufguss hilft auch bei gutartigen Geschwulstbildungen und Entzündungen in den weiblichen Sexualorganen, Unfruchtbarkeit, Endometriose, Mastopathie, Problemen mit Wechsel-

jahrbeschwerden und der Normalisierung der hormonalen Funktionen.

■ Mischen Sie je 3 EL gehacktes getrocknetes Kraut des Vogelknöterich (Polygonum aviculare), Hirtentäschel (Capsella bursa pastoris) und Zweige (mit Blättern) der Weißbeerigen Mistel (Viscum album). 2 EL von dieser Mischung übergießen Sie mit ½ l kochendem Wasser, kochen den Aufguss für 10 bis 15 Minuten unter kleiner Hitze auf, lassen ihn dann 1 Stunde stehen und sieben ihn durch.
Ergänzt um 1 TL Honig trinken Sie täglich 2-mal 1 Glas davon.
Nachdem Sie 2 Wochen diesen Aufguss zu sich genommen haben, pausieren Sie 2 Wochen. Insgesamt werden vier Zyklen im Zeitraum von 4 Monaten durchlaufen.
Dieser Aufguss hilft auch bei Entzündungen in den weiblichen Sexualorganen, Unfruchtbarkeit, Fibromyome und Menstruationsschmerzen.

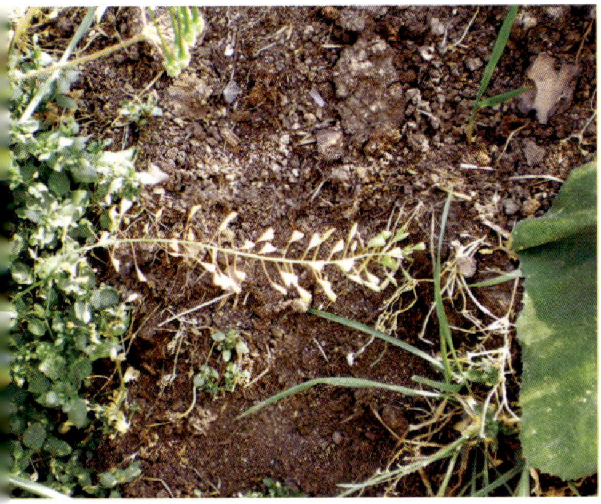

Hirtentäschel *(Capsella bursa pastoris)*

Prostataentzündung

Die Vorsteherdrüse (Prostata) zählt zu den inneren Sexualorganen des Mannes und bedingt seine Fruchtbarkeit. Von einer akuten oder chronischen Entzündung (Prostatitis) bakteriellen oder nichtbakteriellen Ursprungs ist sie relativ häufig betroffen. Etwa jeder dritte Mann im Alter von 20 bis 50 Jahren erkrankt daran. Dabei ist die nicht bakterielle Entzündung die bei Weitem häufigste. Die akute bakterielle und nicht bakterielle Prostataentzündung unterscheiden sich in ihren Begleiterscheinungen nur unwesentlich. Sie führen beide zu Beschwerden wie Schmerzen im Dammbereich, Problemen beim Wasserlassen und teilweise auch zu Fieber und Schüttelfrost. Heilt eine solche Entzündung nicht aus, so kann sie chronisch werden.
Folgende Rezepte lassen die Entzündung heilen und normalisieren die Größe der Prostata.

■ Bei einer vergrößerten Prostata wirkt die Gewöhnliche Birke (Betula pendula) sehr gut. Dazu übergießen Sie 2 EL getrocknete Blätter der Birke mit ½ l kochendem Wasser, lassen den Aufguss 2 Stunden stehen und trinken davon täglich über 6 Monate 3- bis 5-mal 1/2 Glas.

▪ Der alkoholische Auszug der Propolis ist ebenfalls hilfreich. Für die Zubereitung lösen Sie 40 g Propolis in 200 ml Spiritus (96 %) auf, geben die Lösung in eine Flasche und stellen diese fest geschlossen für 10 Tage an einen dunklen Ort.
Danach mischen Sie den so entstandenen Auszug im Verhältnis 1 zu 3,5 mit Spiritus und bewahren das fertige Präparat in einer fest verschlossenen Flasche auf. Davon trinken Sie täglich 3- bis 4-mal 30 bis 40 Tropfen in 1/2 Glas warmer Milch, bis zum Abend.
Nachdem Sie das Präparat einen Monat eingenommen haben, pausieren Sie ein bis zwei Monate. Insgesamt werden 2 bis 3 Zyklen durchlaufen.

▪ Das folgende Mittel hat eine starke, heilende Wirkung, es kann aber auch zur Vorbeugung verwendet werden. Dazu nehmen Sie ½ kg unbehandelte getrocknete Kürbissamen (Cucurbita), drehen sie durch den Fleischwolf, geben zu der Masse 200 ml Honig, vermischen alles gut und formen aus dieser Mischung Kugeln vom Umfang einer Haselnuss. Die fertigen Kugeln bewahren Sie im Gefrierfach des Kühlschranks auf. Essen Sie 1- bis 2-mal am Tag 30 Minuten vor dem Essen 1 Kugel, bis alle aufgebraucht sind. Dabei dürfen Sie sie nicht schnell schlucken, sondern müssen die Kugeln über 2 bis 3 Minuten im Mund aufsaugen.
Für die vorbeugende Anwendung ist eine Kur im Jahr völlig ausreichend.

Bewährte Mittel der Volksmedizin sind auch die folgenden Rezepte. Davon können Sie ein beliebiges Rezept auswählen und anwenden:

▪ Übergießen Sie 2 TL getrocknete Beinwellwurzeln (Symphytum officinalis) mit ½ l kochendem Wasser und lassen den Aufguss 1 Stunde stehen. Davon trinken Sie über 3 Monate 3- bis 4-mal am Tag 1 bis 2 Gläser.

▪ Waschen Sie 5 mittlere Kartoffeln, schälen sie mit einem Sparschäler (etwa 1 mm Dicke) und kochen die Schalen in 1 l Wasser, bis sie weich sind. Danach gießen Sie den Sud ab und trinken von diesem kalten Sud über 3 Monate 2- bis 3-mal am Tag vor dem Essen 1/2 Glas. Dieser Sud muss jeden Tag frisch zubereitet werden. Beachten Sie: Für dieses Rezept sollten Sie nur von Schadstoffen unbelastete Kartoffeln verwenden.

Störung der Darmflora

Die Darmflora ist die empfindliche Lebensgemeinschaft aller im Verdauungstrakt befindlichen Mikroorganismen, innerhalb derer sich die verschiedenen Arten von Bakterien im Gleichgewicht halten. Für das normale Funktionieren des Verdauungssystems hat die Darmflora eine wesentliche Bedeutung. Alle über den Mund aufgenommenen Nah-

rungsmittel, Medikamente und andere Stoffe haben einen Einfluss auf die Darmflora und können dadurch auch deren Gleichgewicht stören. Jedoch ist die gesunde Darmflora eine wesentliche Voraussetzung für einen gesunden Darm und einen normalen Stoffwechsel. Außerdem erschwert sie es Erregern, über die Darmschleimhaut in unseren Körper einzudringen. Der Darm erbringt etwa 80 % der Leistung unserer körpereigenen Immunabwehr. Die Störung der Darmflora (Dysbakteriose) und die damit verbundene Darmschwächung stehen im engen Zusammenhang mit verschiedenen Erkrankungen. Begleiterscheinungen sind häufig auch Schmerzen und Blähungen im Bauch. Aufgrund ihrer Bedeutung für die Verdauung, den Stoffwechsel und die Gesundheit sollte daher eine gestörte Mikroflora des Darmes möglichst schnell wieder normalisiert werden.
Verschiedene bewährte Rezepte helfen dabei, den Schmerz und die Blähung des Bauchs zu lindern.

▪ Ein altes Volksmittel ist der Birkenteer, den Sie in der Apotheke erwerben können. Geben Sie 6 Tropfen Birkenteer in 1/2 Glas warme Milch und trinken diese Mischung täglich über 7 bis 10 Tage morgens auf nüchternen Magen vor dem Essen. Bereits nach 2 Tagen verringert sich die Entzündung und die Gallenblase arbeitet wieder normal. Zusätzlich wird die Leber von Steinen und Sand befreit.

Bei Parasiten im Darm, der Gallenblase und in den Gallendurchflüssen ist das Mittel ebenso wirksam, zum Beispiel bei einer Infektion mit dem Katzenleberegel (Opistorchis felineus) oder bei Lambliose (Infektion des oberen Dünndarms mit dem Darmparasit Giardia lamblia). Die Parasiten werden innerhalb von 5 bis 7 Tagen abgetötet, die Entzündung verringert sich und der normale Durchfluss der Galle in den Darm wird wieder hergestellt. Der Darm bekommt wieder ausreichend Galle und stellt innerhalb von 10 bis 14 Tagen automatisch die eigene Mikroflora wieder her.

▪ Mischen Sie je 1 EL getrocknetes Ringelblumenkraut (Calendula officinalis), Johanniskraut (Hypericum perforatum), Salbei (Salvia officinalis) und Römische Kamille (Chamaemelum nobile). Übergie-

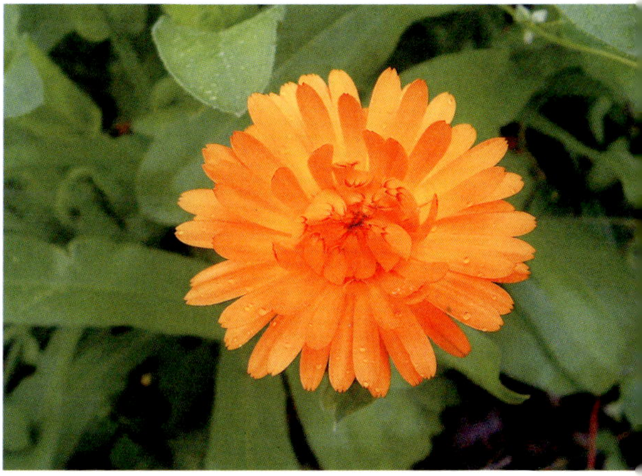

Ringelblume *(Calendula officinalis)*

ßen Sie 1 EL davon mit 1 Glas Wasser, kochen die Mischung im Wasserbad auf, lassen sie dann 1 Stunde stehen und nehmen davon über 3 Wochen 4-mal am Tag 1 EL, Kinder je 1 TL ein.

▮ Vermischen Sie die Masse von 4 gehackten Knoblauchzehen (Allium sativum) mit ½ l selbst hergestelltem Milchkefir (siehe S. 60 f.), verrühren sie gut mit einem Holz- oder Plastiklöffel und bewahren die Mischung im Kühlschrank (nicht länger als 2 Tage) auf. Davon trinken Sie über 14 Tage 3-mal am Tag vor dem Essen 1/2 Glas.

▮ Übergießen Sie 1 EL getrocknetes Kraut der Mariendistel (Silybum marianum) mit 1 Glas kochendem Wasser, lassen den Aufguss 1 Stunde stehen und trinken davon täglich über 3 Wochen 3-mal 15 Minuten vor dem Essen 1/3 Glas. Nach einer Pause von 2 Wochen können Sie diese Kur wiederholen, aber nicht mehr als 3- bis 4-mal im Jahr.

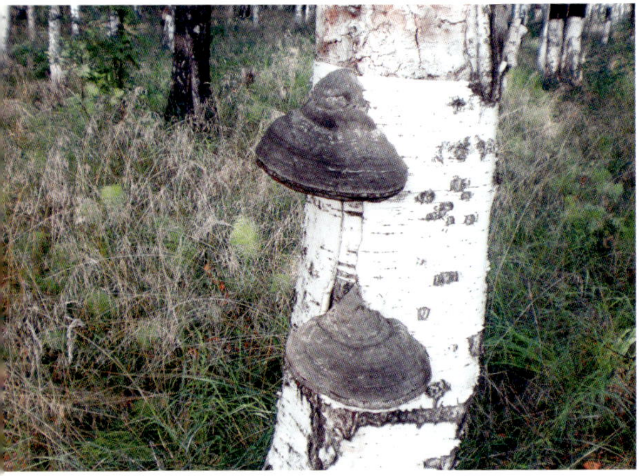

Chaga *(Inonotus obliguus)*

▮ Geben Sie in 1 Glas frischen Weißkohlsaft (Brassica oleracea) 5 Tropfen Knoblauchsaft (Allium sativum) und trinken diese Mischung täglich über 1 Monat 3- bis 4-mal 30 Minuten vor dem Essen.

Stuhlverstopfung

Fast jeder Dritte leidet gelegentlich oder lang anhaltend unter einer Verstopfung (Obstipation), einer erschwerten und zu seltenen Darmentleerung. Auslöser sind häufig krankhafte Veränderungen des Darms, Fehlernährung, mangelnde Flüssigkeitszufuhr, Stoffwechselstörungen oder Störungen des Elektrolythaushalts. Die meisten Betroffenen sprechen über dieses Thema nur ungern, obwohl die Verdauung ein ganz normaler Vorgang ist und dazu gehört auch der Stuhlgang. Viele Menschen greifen aus falscher Scham zur Selbstmedikation, obwohl ein Arztbesuch besser wäre. Unterschieden wird nach akuter und chronischer Verstopfung, wobei die akute Verstopfung relativ selten vorkommt und hinsichtlich ihrer Ursachen unbedingt abgeklärt werden sollte. Es kann ein Darmverschluss vorliegen, der sofortige medizinische Hilfe erfordert. Die chronische Verstopfung

kann auch verschiedene Ursachen haben, die – nicht rechtzeitig behandelt – zu unterschiedlichen gesundheitlichen Folgen führen können. Zu ihren typischen Begleiterscheinungen gehören das häufige Ausbleiben des Stuhlgangs, erforderliches starkes Pressen und das anhaltende Gefühl einer unvollständigen Darmentleerung.
Folgende Rezepte schaffen Abhilfe und wirken auch der erhöhten Gasbildung im Darm entgegen:

- Ein altes und sehr wirksames Volksmittel ist der hausgemachte Apfelessig (6 %) (Rezept siehe S. 21 ff.). Dazu trinken Sie täglich und zeitlich unbegrenzt morgens auf nüchternen Magen 1 Glas warmes Wasser, in das Sie 2 TL Apfelessig geben.

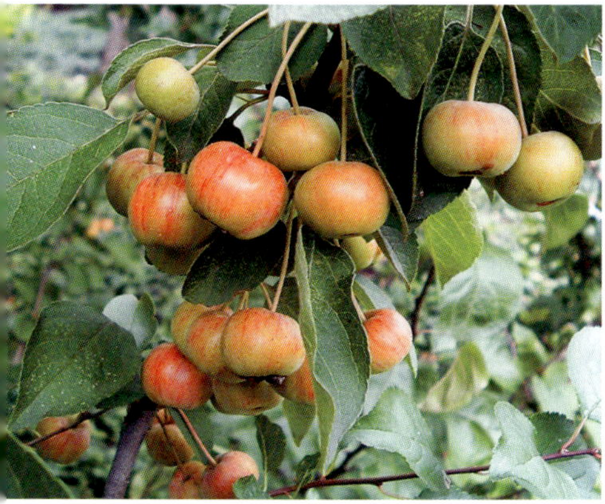

Wildapfel *(Malus)*

- Nehmen Sie über 7 Tage täglich 3-mal 1 Stunde vor dem Essen 1 g Pulver von Möhrensamen (Daucus carota) ein.

- Nehmen Sie über 10 Tage 3-mal am Tag 30 Minuten vor dem Essen 1 TL Pulver aus getrockneten Erbsen (Pisum sativum) ein und trinken 1 Glas warmes Wasser nach.

- Trinken Sie täglich morgens über 7 Tage auf nüchternen Magen 30 Minuten vor dem Essen 1 Glas Saft von eingesäuertem Weißkohl (Brassica oleracea).
Den eingesäuerten Kohl können Sie sehr leicht selbst zubereiten. Dazu nehmen Sie frischen Weißkohl, entfernen die oberen Blätter und schneiden ihn in feine Streifen. Danach zerreiben Sie Möhren (Daucus carota), legen alles in einen zuvor ausgewaschenen Kochtopf und drücken die Masse mit den Händen so lange, bis der Saft austritt. Geben Sie dann jodfreies Salz und Dillsamen (Anethum graveolens) zu. Bezüglich der Mengenangaben gilt Folgendes: Auf 5 kg frischen Weißkohl geben Sie 1,5 kg Möhren, 2 EL Dillsamen und 100 bis 125 g jodfreies Salz. Wenn Sie nur Jodsalz zur Verfügung haben, dann erhitzen Sie es für 10 Minuten in einer Pfanne ohne Deckel. Das Jod wird in dieser Zeit aus dem Salz entweichen. Wenn Sie den Kohl mit Jodsalz zubereiten, dann wird er weich. Bei jodfreiem Salz bleibt er kräftig und knirschend. Abschließend stampfen Sie die Masse fest, stellen darauf einen Teller mit

schwerem Stein oder ein mit Wasser gefülltes großes Glas und lassen dann den Topf für 4 bis 5 Tage bei Zimmertemperatur stehen. In dieser Zeit stechen Sie 1- bis 2-mal täglich mit einem Holzstab durch den Kohl bis auf den Topfboden, damit die Gärungsgase austreten können. Das ist sehr wichtig, denn sonst wird der Kohl bitter. Auf der Oberfläche des Kohls erscheint nach einiger Zeit ein trübes und schäumendes Salzwasser. Den Schaum schöpfen Sie 1- bis 2-mal täglich ab. Wenn das Salzwasser hell wird, dann ist der Kohl fertig. Sie geben den gesäuerten Kohl in saubere Gläser und bewahren ihn im Kühlschrank oder an einem anderen kühlen Ort auf.

▮ Übergießen Sie 1 EL getrocknete gehackte Rinde des Kreuzdorns (Rhamnus) mit 1 Glas Wasser, lassen die Mischung für 20 Minuten unter kleiner Hitze aufkochen, sieben dann den Sud durch und ergänzen das Wasser bis zum ursprünglichen Umfang. Davon trinken Sie täglich über 7 Tage morgens und abends 1/2 Glas.

Unfruchtbarkeit

Die Unfruchtbarkeit (Sterilität) beim Menschen ist heute nicht selten und hat zu je einem Drittel der Fälle rein weibliche oder männliche Ursachen oder deren Kombination. Bei etwa jedem sechsten Paar ist der Wunsch nach Kindern nicht leicht zu erfüllen. Wenn bei einem Paar – trotz regelmäßigem ungeschütztem Geschlechtsverkehr und bestehendem Kinderwunsch – die Empfängnis nach mindestens einem Jahr ausbleibt, dann gilt es als unfruchtbar. Viele Paare wünschen sich aber Kinder und deshalb kann die Tatsache, aufgrund solcher Umstände keine Kinder bekommen zu können, für Mann und Frau sehr belastend sein.
Verschiedene bewährte Rezepte helfen, den Eintritt einer Schwangerschaft zu fördern. Davon können Sie ein beliebiges Rezept auswählen und anwenden:

▮ Der Vogelknöterich (Polygonum aviculare) hilft bei weiblicher Unfruchtbarkeit. Dazu übergießen Sie 3 bis 4 EL getrockneten Vogelknöterich in einer Thermoskanne mit ½ l kochendem Wasser, lassen den Aufguss mindestens 4 Stunden stehen und sieben ihn dann durch. Davon trinken Sie täglich bis zum Eintritt der erwünschten Schwangerschaft 4-mal 20 bis 30 Minuten vor dem Essen 1/2 Glas.

▮ Bei weiblicher Unfruchtbarkeit hilft auch der Salbei (Salvia officinalis). Dazu übergießen Sie 1 TL getrockneten Salbei mit 1 Glas kochendem Wasser, lassen den Aufguss 1 Stunde stehen und sieben ihn durch. Davon nehmen Sie täglich über 11 Tage, beginnend sofort nach dem Ende der Menstruation, 2-mal 1 TL (morgens

auf nüchternen Magen und abends vor dem Schlafen).
Die Behandlung verläuft in dieser Form über 3 Monate, wenn dabei die erwünschte Schwangerschaft nicht eintritt, so wird sie nach einer Pause von 2 Monaten wiederholt.

Der Samen des Breitwegerich (Plantago major) hilft bei weiblicher und männlicher Unfruchtbarkeit. Sollte ausschließlich weibliche Unfruchtbarkeit vorliegen, übergießen Sie 1 TL Pulver der Samen mit 1 Glas kochendem Wasser, lassen den Aufguss für 10 Minuten auf kleiner Hitze aufkochen, sieben ihn durch und kühlen ihn dann ab. Davon nehmen Sie täglich über 12 Tage, beginnend sofort nach dem Ende der Menstruation, 3- bis 4-mal 1 EL.

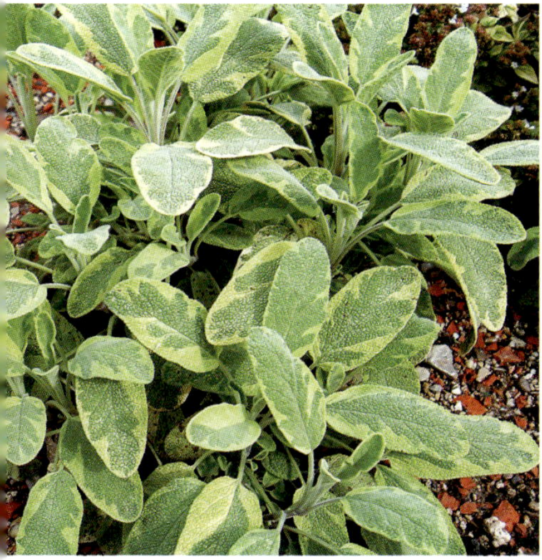

Salbei *(Salvia officinalis)*

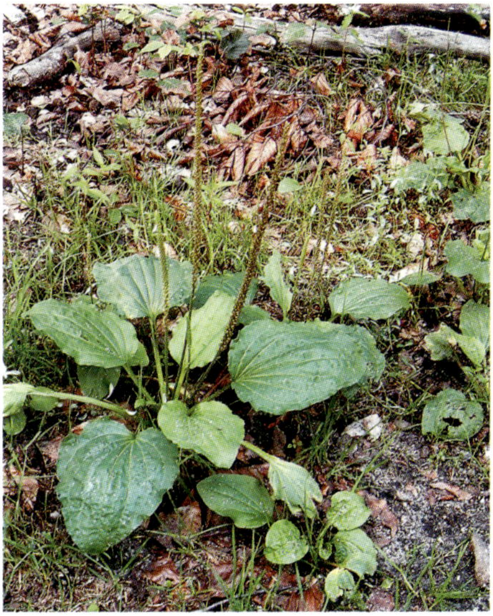

Breitwegerich *(Plantago major)*

Die Behandlung verläuft in dieser Form über mehrere Monate bis zum Eintritt der erwünschten Schwangerschaft.
Sollten Mann und Frau unfruchtbar sein, mischen Sie zu gleichen Anteilen zerkleinerte getrocknete Himbeere (Rubus idaeus), Hagebutten der Wildrose (Rosa majalis), Samen des Breitwegerichs (Plantago major) und Wermutkraut (Artemisia absinthium), zermahlen die Mischung zu Pulver, mischen etwas Honig hinzu, bis es eine Paste ergibt, und formen daraus Kugeln in der Größe einer Haselnuss. Beide Partner essen täglich bis zum Eintritt der erwünschten Schwangerschaft 3-mal 20 Minuten vor dem Essen 2 bis 3 Kugeln.

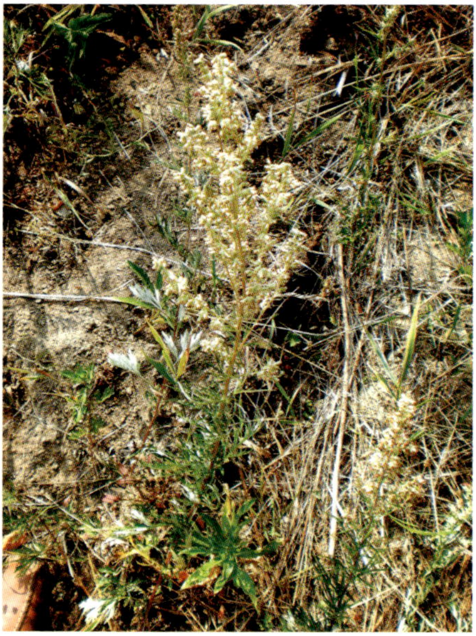

Wermutkraut *(Artemisia absinthium)*

Wechseljahre

Die Wechseljahre (Klimakterium) durchlebt jede Frau ab einem gewissen Alter. Es ist – ähnlich wie die Pubertät – ein natürlicher Lebensabschnitt. Es bezeichnet die Zeit der hormonellen Umstellung am Ende der fruchtbaren Phase einer Frau. Bei den meisten Frauen treten die Wechseljahre zwischen dem 45. und 70. Lebensjahr ein. Die Hormone der Frau stellen sich um, es werden immer weniger weibliche Geschlechtshormone gebildet. Beginnend mit immer seltener werdenden Monatsblutungen, kommt es zur letzten Regelblutung. Bei vielen Frauen treten während der Wechseljahre zahlreiche Beschwerden auf. Am häufigsten sind Hitzewallungen, Schweißausbrüche und Schwindel. Mehr als die Hälfte der Frauen leidet in den ersten zwei Jahren nach der letzten Regelblutung unter einem erhöhten Blutdruck. Die Wechseljahre haben für Frauen nicht nur eine gesundheitliche Bedeutung, sie verändern auch das bisherige Leben, was sehr unterschiedlich aufgenommen wird.
Folgende bewährte Rezepte helfen dabei, die Nebenwirkungen zu mildern:

- Das alte Mittel gegen Reizbarkeit ist der frische Saft der Roten Beete (Beta vulgaris). Dazu vermischen Sie den Saft im Verhältnis 1 zu 1 mit Honig und trinken davon 2- bis 3-mal am Tag 1/3 Glas.

Bewährte Mittel der Volksmedizin sind auch die folgenden Rezepte. Sie beruhigen die Nerven, normalisieren Schlaf, Blutdruck und Herzrhythmus. Davon können Sie ein beliebiges Rezept auswählen und anwenden:

- Übergießen Sie 20 g getrocknete Rosmarinblätter (Rosmarinus officinalis) mit 1 Glas kochendem Wasser, lassen den Aufguss für 15 Minuten unter kleiner Hitze aufkochen, dann abkühlen und den Sud durchsieben. Davon nehmen Sie täglich über 1 Monat 3- bis 4-mal 30 Minuten vor dem Essen ½ TL. Falls notwendig, wiederholen Sie diese Kur.

▌ Übergießen Sie 2 EL Fenchelsamen (Foeniculum vulgare) mit 1 l heißem Wasser, lassen den Aufguss für 15 Minuten unter kleiner Hitze aufkochen, dann abkühlen und sieben den Sud durch. Davon trinken Sie täglich über 3 Wochen 2-mal (morgens und abends) 100 ml.

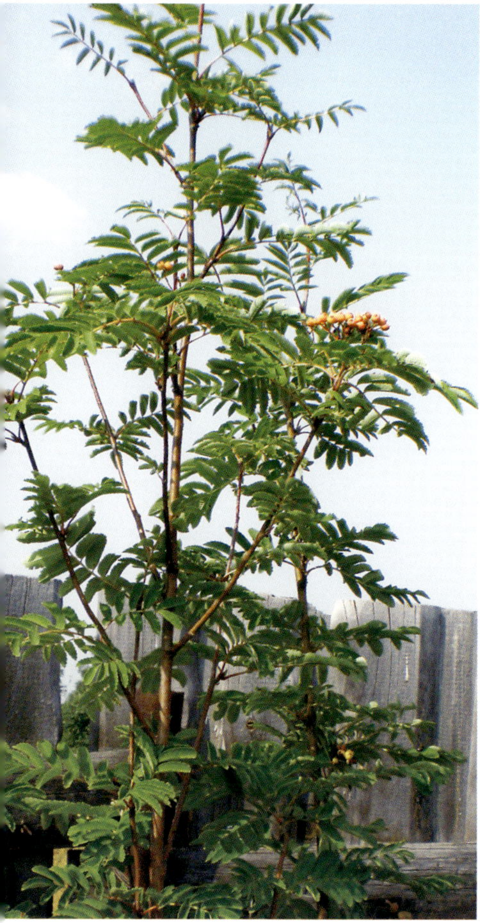
Vogelbeeren *(Sorbus Aucuparia)*

▌ Geben Sie 200 g frische Vogelbeeren (Sorbus Aucuparia) in eine Flasche, übergießen sie mit ½ l Wodka (40 %) und stellen die fest verschlossene Flasche für 3 Wochen an einen dunklen Ort, dabei öfter aufschütteln (danach nicht durchsieben). Davon nehmen Sie über 3 Wochen 3-mal am Tag 1 TL.

▌ Schneiden Sie 10 Zitronen (Citrus x limon) zusammen mit der Schale klein. Danach kochen Sie 5 Eier, schrecken diese gut ab, schälen sie und sammeln die Schalen. Von den Schalen entfernen Sie den inneren Hautfilm und zerreiben sie danach zu Pulver. Anschließend vermischen Sie die Zitronenstücke mit dem Pulver und stellen die Mischung für 7 bis 10 Tage in den Kühlschrank, bis sich das Pulver aufgelöst hat. Von dieser Mischung nehmen Sie über 1 Monat 3-mal am Tag 2 EL ein.
Beachten Sie: Für dieses Rezept sollten Sie von Schadstoffen unbelastete Zitronen verwenden.

Würmer

Würmer finden sich bei Kindern sehr häufig und viele Eltern versetzt das in Panik. Meist sind es einfache Madenwürmer (Oxyuren), mit denen sich die Kinder beim Spielen infizieren. Praktisch kann das überall außerhalb der Wohnung passieren. Gewöhnlich haben diese Wür-

mer keine Begleiterscheinungen, außer einem typischen analen und vaginalen Juckreiz. Wenn sich das Kind immer wieder am Po kratzt oder auf dem Stuhl hin und her rutscht, sollten Eltern aufmerksam werden. Ein Wurmbefall ist selten gefährlich und es gibt eine Vielzahl von Mitteln dagegen zu kaufen.
Alle diese Mittel können jedoch unerwünschte Nebenwirkungen haben. Allerdings können Sie auch auf diese Mittel verzichten, denn mit den lästigen Würmern kommt auch der gewöhnliche Knoblauch (Allium sativum) sehr gut zurecht.

Für die Behandlung der Würmer kennt die Russische Volksmedizin u.a. das folgende sehr bewährte Rezept. Gewöhnlich sind die Würmer damit nach 3 Tagen verschwunden.

- Geben Sie dem Kind täglich morgens auf nüchternen Magen die Mischung aus 1 Glas Milch und 2 geriebenen Knoblauchzehen zu trinken. Am Abend machen Sie täglich ein Knoblauchklistier. Dazu übergießen Sie 1 geriebene Knoblauchzehe mit 1 Glas Wasser, lassen die Mischung für 5 Minuten auf kleiner Hitze aufkochen, auf Zimmertemperatur abkühlen und machen dann sofort den Einlauf. Anstelle von Wasser können Sie auch Milch verwenden.

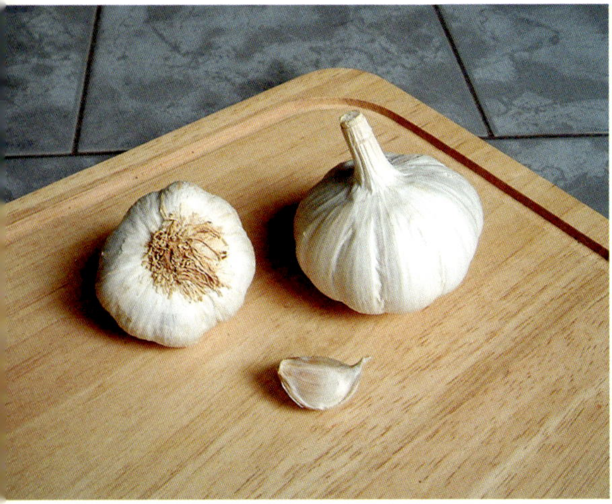

Knoblauch *(Allium sativum)*

ALLERGIEN

Allergische Erkrankungen sind in den westlichen Industrieländern sehr häufig und in den letzten Jahrzehnten im Anstieg begriffen. Dafür gibt es bisher keine befriedigende Erklärung. Es handelt sich um eine überreizte Abwehrreaktion des Immunsystems auf einzelne und gewöhnlich harmlose Umweltstoffe, die milde bis akut lebensbedrohliche Begleiterscheinungen haben kann. Dabei kann es zu einem allergischen Schock kommen, der eine ernste Bedrohung für das Leben des Menschen darstellt. Weitaus häufigere Anzeichen sind jedoch (Heu)schnupfen, Haut- und Bindehautentzündung, Bronchialasthma und Nesselfieber. Dabei können auch Mischformen von Allergien auftreten. Allergien können die Lebensfreude und die Leistungsfähigkeit des Betroffenen erheblich einschränken. Es sind daher keine Bagatellerkrankungen. Auf welche Umweltstoffe der Betroffene allergisch reagiert, muss durch einen Arzt ermittelt werden. Erst danach kann eine gezielte Behandlung der Erkrankung erfolgen.

Die russische Volksmedizin kennt viele Rezepte für die Behandlung von Allergien, die ihre Grundlage in Pflanzenaufgüssen haben. Mit ihrer Hilfe wurden bereits sehr viele Menschen von ihrer Allergie befreit oder deren Begleiterscheinungen wesentlich gelindert.

Bindehautentzündung

Für die Behandlung einer Allergischen Bindehautentzündung kennt die Russische Volksmedizin u.a. das folgende bewährte Rezept, das die Entzündung verschwinden lässt.

- Übergießen Sie 3 TL getrocknetes Kraut des Steifen Augentrost (Euphrasia stricta) mit 2 Gläsern heißem Wasser, lassen den Aufguss für 5 bis 10 Minuten aufkochen, dann 20 Minuten stehen und sieben den Sud durch. Mit diesem Sud waschen Sie sich täglich die Augen aus.

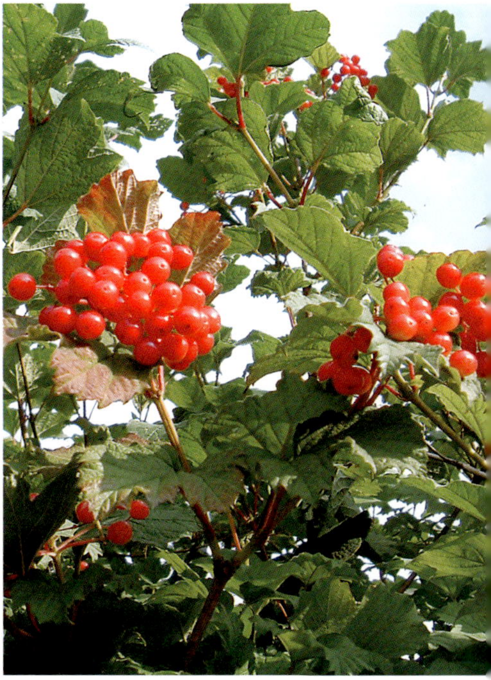

Gewöhnlicher Schneeball *(Viburnum opulus)*

Bronchialasthma

Für die Behandlung von Bronchialasthma kennt die Russische Volksmedizin u.a. die folgenden bewährten Rezepte. Davon können Sie ein beliebiges Rezept auswählen und anwenden:

- Das folgende Mittel hilft, das Bronchialasthma zu heilen oder ihm vorzubeugen. Dazu vermischen Sie 2 geriebene Zwiebeln (Allium cepa), 350 g erwärmte Sahnebutter, 2 Gläser Zucker, 1/2 Glas frischen Aloesaft (Aloe vera) und 1/2 Glas Honig. Erwärmen Sie die Butter unter sehr kleiner Hitze in einer Pfanne so lange, bis sich der dabei entstehende Schaum gelegt hat und die Flüssigkeit durchsichtig wird. Danach lassen Sie die erwärmte Butter etwas abkühlen und verwenden sie dann für die Mischung.
Die Mischung geben Sie in ein emailliertes Geschirr, stellen sie 3 Stunden in den warmen Backofen, lassen sie dann abkühlen und bewahren das Mittel im Kühlschrank auf. Davon nehmen Sie täglich 3-mal 15 bis 20 Minuten vor dem Essen 1 EL.

- Das folgende Mittel ist besonders wirksam bei Allergien, die die Atmung betreffen und die mit Begleiterscheinungen wie Husten, Schnupfen und Atemnot verbunden sind. Dazu übergießen Sie 2 TL getrocknete gehackte Rinde des Gewöhnlichen Schneeballs (Viburnum opulus) mit 1 1/2 Gläsern heißem Wasser in einem emaillierten Geschirr, lassen den Aufguss für 15 bis 20 Minuten bei starker Hitze aufkochen, dann 2 Stunden stehen und sieben den Sud durch.
1 EL davon nehmen Sie, bis die allergischen Reaktionen verschwinden, 3- bis 4-mal am Tag.

Hautentzündung

Für die Behandlung einer Allergischen Hautentzündung (allergische Dermatitis) kennt die Russische Volksmedizin u.a. die folgenden bewährten Rezepte. Davon können Sie ein beliebiges Rezept auswählen und anwenden:

- Ein altes Mittel sind die Kamillenblüten (Matricaria chamomilla). Sie lindern die

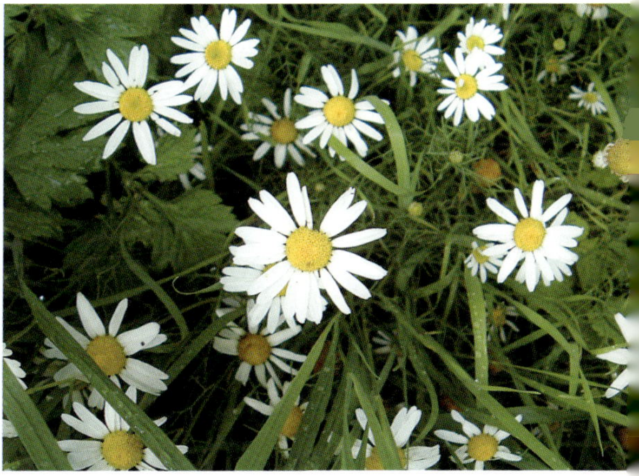

Kamillenblüten *(Matricaria chamomilla)*

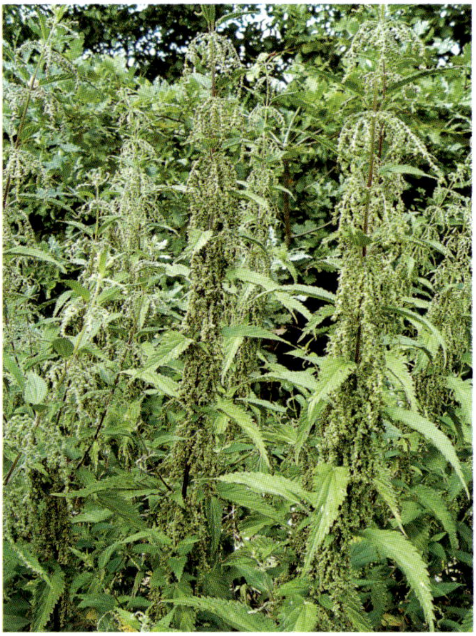

Brennnesselblätter *(Urtica dioica)*

Begleiterscheinungen einer Hautentzündung und helfen der Haut, sich zu regenerieren. Dazu übergießen Sie 1 EL getrocknete Blüten mit 1 Glas heißem Wasser, lassen den Aufguss 20 bis 30 Minuten stehen und sieben ihn durch. Davon nehmen Sie täglich 2- bis 3-mal 1 EL. Dieser Aufguss kann nach Geschmack auch mit Zucker oder Honig ergänzt werden.

▮ Die folgende Mischung wirkt gut bei Hautentzündungen, Nesselfieber und Ekzemen. Dazu mischen Sie je 1 EL getrocknete Brennnesselblätter (Urtica dioica), Oregano (Origanum vulgare), Dreiteiligen Zweizahn (Bidens tripartita), Kamillenblüten (Matricaria chamomilla), Baldrianwurzel (Valeriana officinalis) und Lakritzewurzel (Glycyrrhiza glabra) und bewahren die Mischung an einem dunklen Ort in einem fest verschlossenen Glas auf.
1 EL dieser Mischung übergießen Sie mit 1 Glas heißem Wasser, erwärmen den Aufguss für 15 bis 20 Minuten im Wasserbad, lassen ihn dann 1 Stunde stehen und sieben ihn durch. Davon nehmen Sie täglich 3- bis 4- mal 20 bis 30 Minuten vor dem Essen 2 EL. Es ist außerdem empfehlenswert, beim Baden nur Kinderseife und heilsame Badezusätze zu verwenden.

▮ Das Kraut des Duftveilchens (Viola odorata) beruhigt den Juckreiz und besänftigt die Entzündung. Dazu übergießen Sie

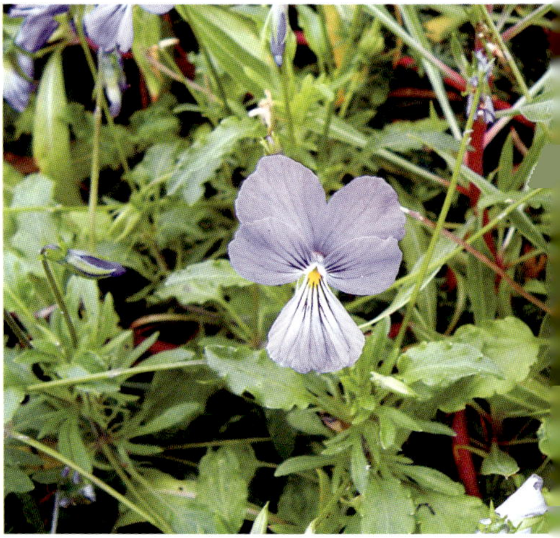

Duftveilchen *(Viola odorata)*

10 EL getrocknetes gehacktes Kraut mit 1 l heißem Wasser, lassen den Aufguss 20 Minuten stehen und sieben ihn dann durch. Danach geben Sie den Aufguss als Badezusatz in ein warmes Vollbad von 35 bis 36 °C und baden darin für 10 bis 15 Minuten.

Heuschnupfen

Für die Behandlung von Heuschnupfen (Pollinose) kennt die Russische Volksmedizin u. a. das folgende bewährte Rezept.

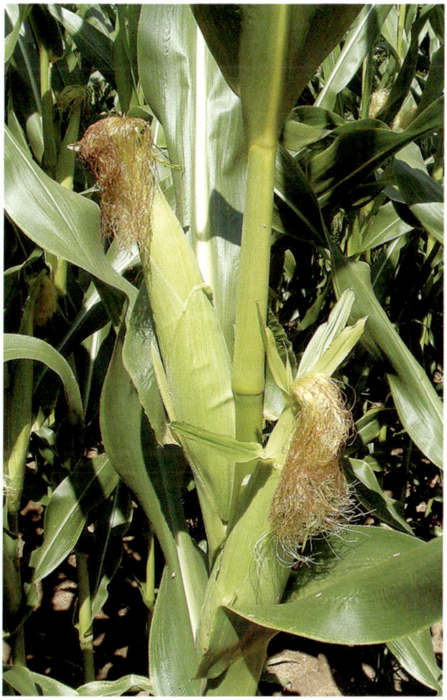

Maisbart *(Maydis stigma)*

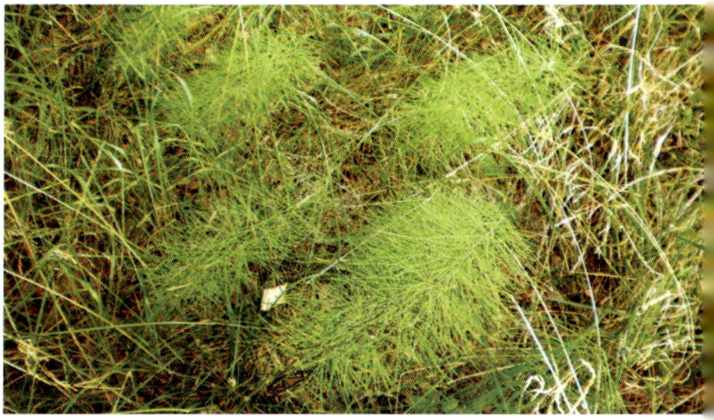

Acker-Schachtelhalm *(Equisetum arvense)*

Mischen Sie 5 EL getrocknetes Tausendgüldenkraut (Centaurium erythraea), 4 EL Johanniskraut (Hypericum perforatum), 3 EL getrocknete gemahlene Löwenzahnwurzel (Taraxacum), 2 EL Kraut des Acker-Schachtelhalm (Equisetum arvense), 1 EL Maisbart (Maydis stigma), 1 EL Kamille (Matricaria chamomilla) und 2 EL getrocknete gemahlene Hagebutten der Wildrose (Rosa majalis).
Alternativ zu den Hagebutten der Wildrose (Rosa majalis) können Sie auch die Hagebutten der Heckenrose (Rosa corymbifera) oder der Hundsrose (Rosa canina) verwenden. 2 EL von dieser Mischung übergießen Sie abends mit ½ l kaltem Wasser in einem emaillierten Geschirr und lassen es abgedeckt über Nacht stehen. Am Morgen kochen Sie die Mischung auf (nicht kochen lassen), lassen sie dann für 4 Stunden abgedeckt stehen und sieben sie durch. Davon trinken Sie über 6 Monate 3-mal am Tag vor

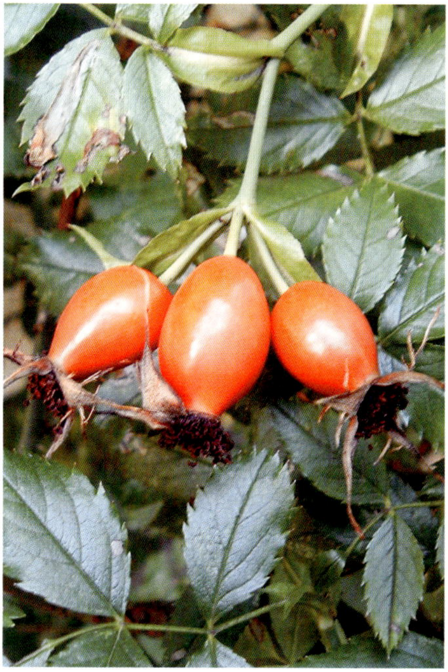

Hagebutten der Heckenrose *(Rosa corymbifera)*

dem Essen 1/3 Glas. Dieser Aufguss kann für 2 bis 3 Tage auf Vorrat hergestellt und im Kühlschrank aufbewahrt werden. Die Mischung wirkt auch gut bei einer Allergie auf Staub und Pollen. Am Anfang werden Sie Verhärtungen in der Nase, später Juckreiz auf dem Kinn, auf den Händen, bis zu den Beinen verspüren. Die betroffenen Stellen können Sie mit einer anästhesierenden Flüssigkeit wie Menthol eincremen. Nach einem Monat wird die Genesung einsetzen. Während dieser Behandlung ist Alkohol strengstens verboten.

Schnupfen

Bei Schnupfen (Allergische Rhinitis) vermischen Sie 1 geriebene Knoblauchzwiebel (Allium sativum) mit 1 EL Pflanzenöl. Mit dieser Mischung cremen Sie täglich über 10 Tage 2- bis 3-mal die Nasenlöcher ein. Danach machen Sie eine Pause von 10 Tagen und wiederholen die Prozedur anschließend, wenn es notwendig sein sollte.

HAUT

Eiterbeule und Furunkel

Die Eiterbeule (Karbunkel) und das Furunkel (Furunculus) kommen häufig auf der Haut vor. Wenn die Furunkel in einer Gruppe auftreten, wird dies als Eiterbeule bezeichnet.
Vermehrt treten sie bei Menschen auf, die rauchen oder übergewichtig sind. Die betroffenen Hautstellen sind meist bretthart und heiß, der Krankheitsherd ist gerötet und geschwollen. Häufig betroffen sind Nacken, Rücken, Schultern, Hüften und Oberschenkel. Wenn sich die Bakterien durch die Blut- und Lymphbahnen im Körper weiter ausbreiten, ist eine Blutvergiftung möglich. Das hochinfektiöse Sekret der Eiterbeule darf beim Austreten nicht in Berührung mit anderen Wunden oder Körperöffnungen kommen. Keinesfalls darf auf einer Eiterbeule herumgedrückt werden, denn dadurch werden die Eiterbakterien noch tiefer in das Gewebe gepresst.
Für die Behandlung einer Eiterbeule kennt die Russische Volksmedizin verschiedene bewährte Rezepte. Sie unterbinden schnell die Entzündung, bringen den entzündeten Kern heraus und beschleunigen danach die Wundheilung.

- Sehr wirksam ist die Rote Beete (Beta vulgaris). Dazu mischen Sie 1 EL frisch geriebene Beete mit 1 EL saurer Sahne, legen die Masse über Nacht in Form einer Kompresse auf die Eiterbeule und fixieren sie mit einem Verband oder Leukoplast.

- Wenn der entzündete Kern der Eiterbeule nicht an der Oberfläche erscheint, dann können Sie einen gewöhnlichen Schröpfkopf aus der Apotheke für 10 bis 15 Minuten ansetzen. Dazu cremen Sie vor der Anwendung die Ränder des Schröpfkopfes mit einem beliebigen Fett ein.

Bewährte Mittel der Volksmedizin sind auch die folgenden Rezepte. Davon können Sie ein beliebiges Rezept auswählen und anwenden:

- Mischen Sie 1 TL Birkenteer, 1 TL Honig, 2 EL ungesalzenes Schweinefett und 1 EL klein geschnittene Kernseife bis zur Konsistenz eines Breis, geben die Masse auf eine Leinenserviette, legen sie über Nacht als Kompresse auf die Eiterbeule und fixieren sie mit einem Verband oder Leukoplast. Gewöhnlich sind 2 bis 3 Anwendungen ausreichend, um den entzündeten Kern zu beseitigen.

- Mischen Sie 50 ml Öl der Fichte (Picea), 20 g ungesalzenes Schweine- oder Gänsefett und 30 g Birkenteer zu einer Salbe, geben diese Salbe 2-mal am Tag (für je 6 Stunden) in Form einer Kompresse auf die Eiterbeule und fixieren sie mit einem Verband oder Leukoplast. Gewöhnlich sind 3 bis 4 Tage für die völlige Genesung ausreichend.

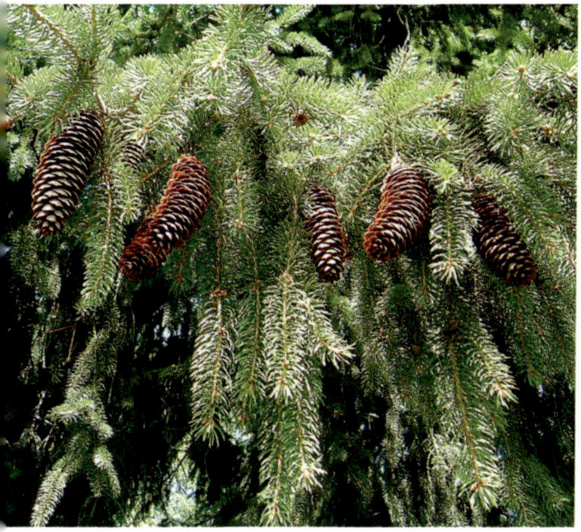

Fichte *(Picea)*

Das Furunkel (Furunculus) ist eine plötzlich auftretende Haarbalgentzündung, das durch eine bakterielle Infektion ausgelöst wird. Es breitet sich auf das umliegende Gewebe aus. Typische Begleiterscheinungen sind plötzlich auftretende und weiche entzündete Knötchen, die meist auf dem Nacken, der Brust, dem Gesicht, dem Gesäß oder in den Achselhöhlen erscheinen. Sie sitzen tief unter der Haut und können sehr schmerzhaft sein. Ein reifes Furunkel öffnet sich normalerweise von allein, der Eiter fließt aus und es heilt unter Narbenbildung ab.
Für die Behandlung eines Furunkels kennt die Russische Volksmedizin verschiedene bewährte Rezepte. Sie unterbinden schnell die Entzündung, bringen den entzündeten Kern hervor und beschleunigen danach die Wundheilung.

- Ein sehr altes Mittel ist die Kernseife. Dazu geben Sie 2 EL klein geschnittene Kernseife in ein kleines metallisches Töpfchen (etwa 250 ml Fassungsvermögen), ergänzen 100 ml Milch und kochen diese Mischung bei kleiner Hitze unter gelegentlichem Rühren für 1 bis 1 ½ Stunden, bis sich eine dicke sahneartige Masse ergibt, und lassen sie dann abkühlen. Mit dieser Salbe cremen Sie täglich 1-mal den Furunkel dick ein und legen darüber jeweils einen frischen Verband.

- Wenn der entzündete Kern des Furunkels nicht an der Oberfläche erscheint, dann können Sie einen gewöhnlichen Schröpfkopf aus der Apotheke für 10 bis 15 Minuten ansetzen. Dazu cremen Sie vor der Anwendung die Ränder des Schröpfkopfs mit einem beliebigen Fett ein.

Bewährte Mittel der Volksmedizin sind auch die folgenden Rezepte. Davon können Sie ein beliebiges Rezept auswählen und anwenden:

- Geben Sie mehrmals am Tag für 3 bis 4 Stunden frisch geriebene Kartoffeln (Solanum tuberosum) auf den Furunkel, decken sie mit Kunststofffolie ab und fixieren die Kompresse mit einem Verband.

- Vermischen Sie Roggenmehl (Secale cereale) und Honig im Verhältnis 1 zu 1, bis die Mischung die Konsistenz nassen Tons annimmt, ergänzen 1 TL Speisesalz und mischen nochmals alles gut durch. Danach formen Sie aus der Masse einen Fladen, legen ihn auf den Furunkel, decken Kunststofffolie darüber, fixieren die Kompresse mit einem Verband und wechseln diese alle 6 Stunden aus.

- Backen Sie 1 Zwiebel (Allium cepa) im Backofen, bis sie weich ist, kühlen sie dann ab, entnehmen das Fruchtfleisch und schneiden es klein. Dann ergänzen Sie 1 EL klein geschnittene Seife, 3 EL Weizenmehl und 1 EL Honig und vermischen alles gut. Mit dieser Salbe cremen Sie den Furunkel alle 6 Stunden dick ein, decken Kunststofffolie darüber und fixieren die Kompresse mit einem Verband. Die nicht verbrauchte Salbe kann 2 Tage im Kühlschrank aufbewahrt werden.

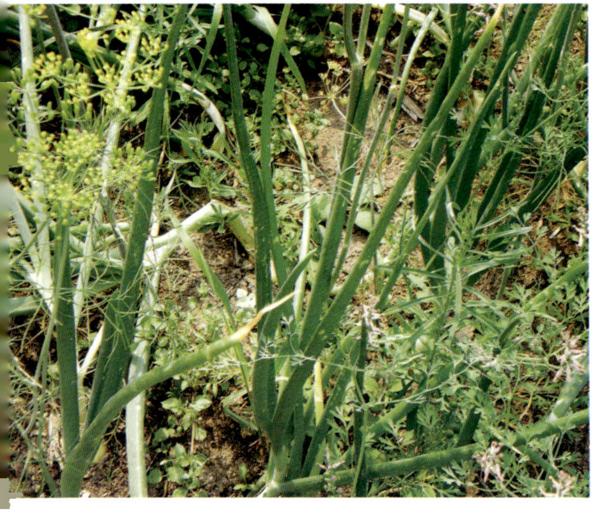

- Vermischen Sie 2 frische Eiweiße, 1 EL Honig und ½ TL Speisesalz mit Mehl, bis die Mischung die Konsistenz nassen Tons annimmt, formen dann aus der Masse einen Fladen, legen ihn auf den Furunkel, decken Kunststofffolie darüber, fixieren die Kompresse mit einem Verband und wechseln sie alle 6 Stunden aus.

Fußpilz

Der Fußpilz (Tinea pedis) ist eine der häufigsten Hauterkrankungen und eine Infektion mit Hautpilzen am Fuß. Viele Menschen sind damit infiziert, aber nur wenige lassen sich behandeln. Die Verbreitung des Pilzes erfolgt dadurch meist ungestört, besonders öffentliche Bäder oder Duschen sind dafür ein idealer Ort. Optimale Bedingungen findet der Pilz an feuchtwarmen Orten, vor allem in den Zehenzwischenräumen und an den Fußsohlen. Wenn auch unterschiedlich stark, entzünden sich die befallenen Hautstellen oft gleichzeitig. Zu den typischen Begleiterscheinungen gehören Hautrötung, Hautnässen, Schuppung der Haut und Juckreiz. Für den Menschen ist der Fußpilz ungefährlich, er kann aber unbehandelt andere Pilzinfektionen begünstigen, wie zum Beispiel einen Nagelpilz.

Zwiebel *(Allium cepa)*

Verschiedene bewährte Rezepte zerstören die pathogenen Pilze und lindern die Entzündung:

- Ein sehr altes Mittel ist der gewöhnliche Essig (9 % oder 6 %). Dazu reiben Sie 2-mal in der Woche, bis zur völligen Genesung, vor dem Schlafen die Füße vollständig mit Essig ein und lassen sie an der Luft trocknen (keinesfalls den Essig mit Wasser abwaschen).

- Bei einem Nagelpilz hilft es, wenn Sie den Nagel 2- bis 3-mal am Tag mit einer klein geschnittenen Knoblauchzehe (Allium sativum) kräftig einreiben. Im Laufe der Behandlung kann der vom Pilz betroffene Nagel schwarz werden, jedoch bildet sich darunter ein neuer gesunder Nagel. Zu diesem Zeitpunkt endet die Behandlung.

Bewährte Mittel der Volksmedizin sind auch die folgenden Rezepte. Davon können Sie ein beliebiges Rezept auswählen und anwenden:

- Übergießen Sie 4 EL gemahlenen Kaffee mit 1 l kochendem Wasser, lassen den Aufguss noch 2 Minuten unter kleiner Hitze aufkochen und dann auf eine erträgliche Temperatur abkühlen. In diesem Kaffee baden Sie die Füße täglich am Abend, bis zur völligen Genesung. Wenn der Kaffee erkaltet ist, trocknen Sie sie ab.

- Baden Sie die Füße täglich, bis zur völligen Genesung, in einer heißen Lösung aus 1 EL Speisesalz, 1 EL Natrium-Hydrokarbonat, 10 Tropfen alkoholischer Jodtinktur (5 %) und 1 l Wasser. Wenn die Lösung erkaltet ist, trocknen sie die Füße ab. Danach reiben Sie Haut und Nägel gründlich mit Lavendelöl (oleum lavandulae) ein und ziehen frische Socken oder Strümpfe an.

- Waschen Sie die Füße gründlich mit Seife und trocknen die Füße anschließend ab. Streuen Sie dann kräftig trockenes Senfpulver in die Socken und tragen sie dann ununterbrochen über 5 Tage (Tag und Nacht). Gewöhnlich ist diese Zeit ausreichend, um den Fußpilz abzutöten.

Gewöhnliche Akne

Die Gewöhnliche Akne (Acne vulgaris) ist die häufigste Hautkrankheit und die bekannteste Akneform. Es ist eine hormonbedingte Erkrankung, die mit der Pubertät beginnt und spätestens zum Anfang des dritten Lebensjahrzehnts endet. Ausgelöst wird sie durch hormonbedingte Veränderungen des Körperstoffwechsels. Dabei kommt es zur Entzündung der kleinen Talgdrüsen, aus denen feine Härchen in der Haut wachsen. Das führt zu Mitessern, Pickeln und Pusteln. Hauptsächlich sind davon Gesicht, Brust und Rücken betroffen. Beim Fortschreiten der Erkrankung können entzündliche Veränderungen der Haut hinzukommen. Für die Behandlung einer Gewöhnlichen Akne kennt die Russische Volksmedizin verschiedene bewährte Rezepte. Sie lassen die Entzündung abheilen, sorgen für eine gesunde Haut und verringern die Talgproduktion der Talgdrüsen.

- Bei fettiger Haut ist der Kürbis (Cucurbita) sehr wirksam. Dazu reiben Sie die betroffenen Hautbereiche täglich, bis zur völligen Genesung, 4- bis 5-mal mit frischem Fruchtfleisch ab.

- Die Gurke (Cucumis sativus) verhindert die Entstehung neuer Akne. Dazu legen Sie regelmäßig für 15 bis 20 Minuten frische Gurkenscheiben in Form einer Maske auf.

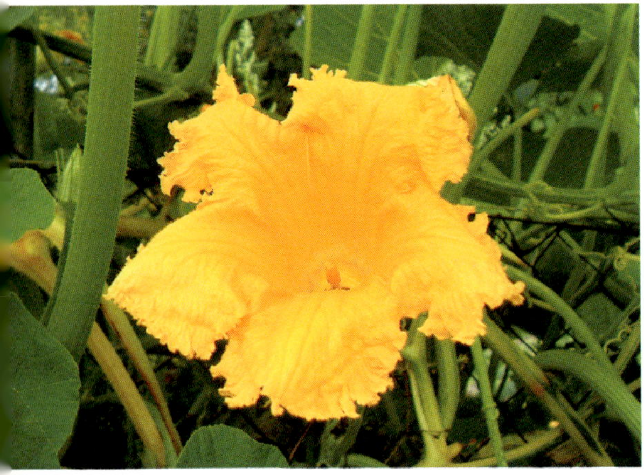

Blüte des Riesen-Kürbis *(Cucurbita)*

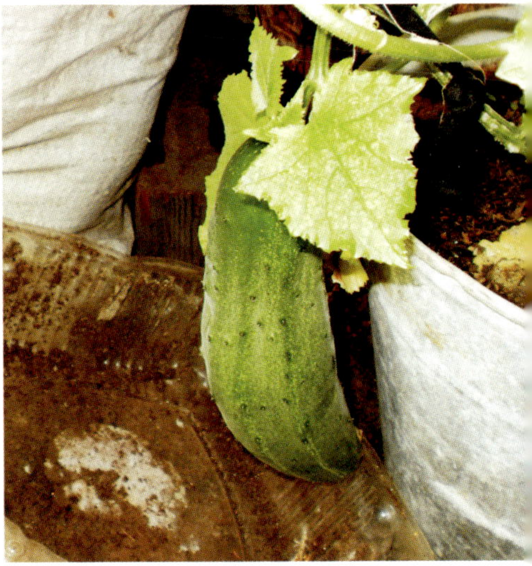

Gurke *(Cucumis sativus)*

Bewährte Mittel der Volksmedizin sind auch die folgenden Rezepte. Davon können Sie ein beliebiges Rezept auswählen und anwenden:

- Reiben Sie täglich, bis zur völligen Genesung, 3- bis 4-mal die betroffenen Hautbereiche mit frischem Saft des Gewöhnlichen Schneeballs (Viburnum opulus) ein. Ein noch besseres Ergebnis wird erzielt, wenn Sie den Saft zuvor in Eiswürfel frosten.

- Übergießen Sie 2 EL getrocknetes Schöllkraut (Chelidonium majus) mit ½ l kochendem Wasser, lassen den Aufguss 2 Stunden stehen und sieben ihn durch. Befeuchten Sie damit einen Wattebausch

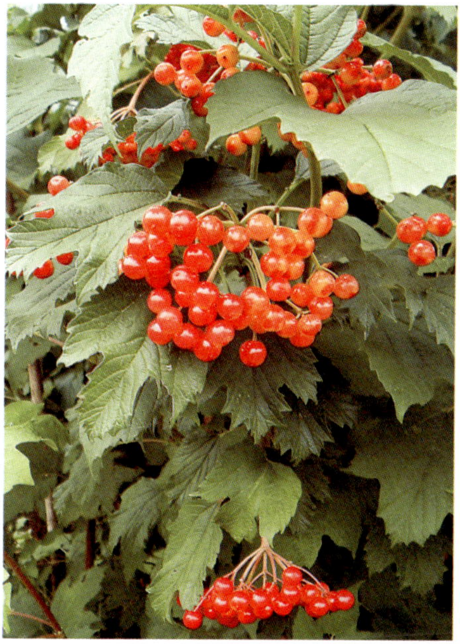

Gewöhnlicher Schneeball *(Viburnum opulus)*

und reiben täglich, bis zur völligen Genesung, 2- bis 3-mal die betroffenen Hautbereiche gründlich ab. Danach lassen Sie die Haut an der Luft trocknen. Keinesfalls dürfen Sie anschließend die Haut waschen.
Beachten Sie: Da Schöllkraut giftig ist, sollten Sie jegliche Form der Überdosierung vermeiden!

▮ Kochen Sie 250 g frische Walnussblätter (Juglans regia) für 10 Minuten unter kleiner Hitze in 1 l Wasser und lassen dann den Sud abkühlen. Mit diesem Sud waschen Sie täglich, bis zur völligen Genesung, 1-mal die betroffenen Hautbereiche gründlich ab und lassen die Haut an der Luft trocknen. Keinesfalls dürfen Sie danach die Haut waschen. Gewöhnlich stellt sich ein schneller Heilerfolg ein.

Herpes

Herpes ist weit verbreitet und eine der häufigsten Infektionskrankheiten der Haut. Hauptsächlich treten die Infektionen im Lippen- und Genitalbereich auf. Bevor der Herpes sichtbar wird, verspüren die Betroffenen meist Hautirritationen und Überempfindlichkeit der betroffenen Stelle. Die Infektion erfolgt bei den meisten Menschen bereits in der Kindheit und diese erste Infektion verläuft gewöhnlich ohne Begleiterscheinungen. Das Virus bleibt im Körper des Menschen »stumm«, wird aber zu seinem lebenslangen Begleiter, da der Körper keine Immunität dagegen entwickelt.
Für die Behandlung von Herpes kennt die Russische Volksmedizin verschiedene bewährte Rezepte. Sie bekämpfen das Herpesvirus und lindern die Entzündung und den Juckreiz.

▮ Das einfachste und wirksamste Mittel gegen Lippenherpes ist die gewöhnliche Zahnpasta. Cremen Sie damit alle 2 bis 3 Stunden die betroffenen Stellen ein. Gewöhnlich verschwindet der Herpes innerhalb von 1 bis 2 Tagen.

- Ein sehr altes bewährtes Mittel gegen alle Herpesformen im Gesichts- und Genitalbereich ist körpereigener Ohrenschmalz, die Absonderung der Ohrenschmalzdrüsen. Cremen Sie damit 3- bis 4-mal am Tag die betroffenen Stellen ein. Gewöhnlich verschwindet der Herpes innerhalb von 2 bis 3 Tagen.

Bewährte Mittel der Volksmedizin sind auch die folgenden Rezepte. Davon können Sie ein beliebiges Rezept auswählen und anwenden:

- Reiben Sie täglich die betroffenen Stellen 3- bis 4-mal mit 1 TL frischen Safts des Schöllkrauts (Chelidonium majus) ein. Nach dem Auftragen werden Sie ein leichtes Brennen fühlen, das aber schnell vergeht.
Gewöhnlich verschwindet der Herpes innerhalb von 1 bis 2 Tagen.
Beachten Sie: Schöllkraut ist giftig und sollte nicht überdosiert werden.

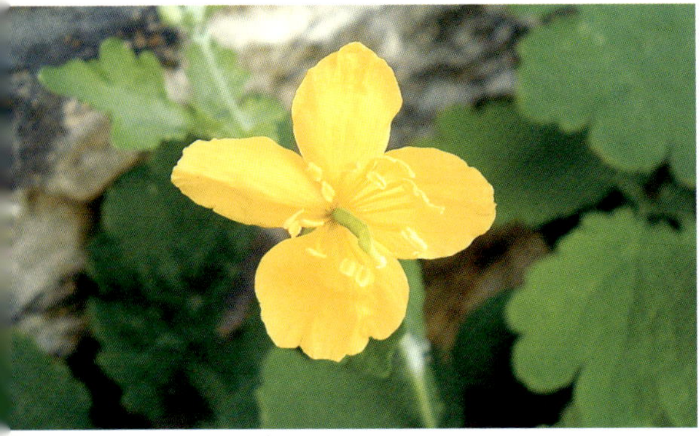

- Cremen Sie täglich 3- bis 4-mal die betroffenen Stellen mit frischem Eiweiß ein.

- Überbrühen Sie 1 Teebeutel Schwarztee mit kochendem Wasser, lassen ihn dann auf 36 bis 37 °C abkühlen und drücken diesen Teebeutel 3-mal am Tag für 20 Minuten auf die betroffene Stelle.

Juckflechte

Die Juckflechte (Ekzem) ist eine der häufigsten entzündlichen Hautkrankheiten und wird bereits in der Antike erwähnt. Es ist ein Sammelbegriff für nicht ansteckende entzündliche Hautveränderungen. Sie kann durch verschiedene äußere und innere Faktoren ausgelöst werden. Entsprechend dem Auslöser wird unterschieden nach äußerlichem und innerlichem Ekzem. Eine akute Juckflechte ist häufig mit Juckreiz, Rötung und Bläschenbildung verbunden, wobei die Herde meist nässen und leicht verkrusten. Bei einer chronischen Juckflechte ist eine trockene, schuppige Haut, gesteigerte Verhornung und auch Juckreiz kennzeichnend, wobei sich die Haut verdickt, rissig wird und rau wirkt.

Für die Behandlung einer Juckflechte kennt die Russische Volksmedizin ver-

Schöllkraut *(Chelidonium majus)*

schiedene bewährte Rezepte. Sie lindern den Juckreiz und den Schmerz und geben der Haut ihre normale Struktur zurück.

- Eine sehr wirksame Salbe ergibt die Mischung aus Pflanzenöl und Bienenwachs. Dazu erwärmen Sie auf kleiner Hitze 1 Glas frisches Pflanzenöl in einem emaillierten Geschirr bis zum Kochen (aber nicht kochen lassen) und geben dann vorsichtig etwas Bienenwachs im Umfang einer Streichholzschachtel dazu. Beachten Sie, dass das Öl während des Vorgangs spritzt. Wenn sich das Wachs aufgelöst hat, ergänzen Sie vorsichtig ½ hart gekochtes und zerriebenes Eigelb (es bilden sich dabei starke Blasen), erwärmen die Mischung noch für 1 Minute, lassen sie dann etwas abkühlen, füllen die fertige Salbe in ein Glas um und bewahren es fest verschlossen im Kühlschrank auf. Mit dieser Salbe cremen Sie täglich, bis zur völligen Genesung, 1-mal dick die schmerzenden Stellen ein. Bei der Anwendung kommt es zu einem kurzzeitigen erträglichen Brennen auf der Haut.

- Bei einer nässenden Juckflechte kann auch weißer Ton aufgelegt werden. Dazu mischen Sie den Ton so lange mit Wasser, bis ein dickflüssiger Teig entsteht. Diese Mischung tragen Sie, bis zur völligen Genesung, 1-mal am Tag für 1 Stunde dick auf die betroffene Haut auf und waschen sie danach mit warmem Wasser ab.

Der Ton ist eines der altertümlichsten Volksmittel zur Behandlung verschiedenster Erkrankungen. Er ist ein natürlich vorkommendes Material, das sich überwiegend aus feinkörnigen Mineralen zusammensetzt und variable Mengen an Wasser enthalten kann. Bei entsprechendem Wassergehalt wird Ton plastisch. Die Heilqualitäten des Tons sind der Volksmedizin seit Langem bekannt.

Der altertümliche Volksglaube beinhaltet, dass der Ton diverse Krankheiten abwehren kann. Dies liegt darin begründet, dass Ton die Fähigkeit besitzt, alle schädlichen Stoffe zu adsorbieren und sie aus dem menschlichen Organismus herauszuführen.

Ton kann äußerlich und innerlich angewendet werden. Innerlich angewendet dient er dem Organismus zusätzlich als natürliche Quelle für eine Vielzahl wichtiger Mikroelemente und Mineralsalze.

Ton kann Toxine aus dem Blut herausführen, den Stoffwechsel verbessern, von Schlacken reinigen und das elektromagnetische Feld der Zellen normalisieren. Das macht ihn zu einem unersetzlichen Mittel bei der Behandlung von Erkrankungen des Magen-Darm-Kanals, der Nieren, des Bluts, der Leber, der Haut und anderer Organe. Der Einsatz von Ton bietet sich – aufgrund seiner einzigartigen Fähigkeiten – außerdem an bei nicht zuheilenden Geschwüren, alten Hämatomen, Prellungen und Brüchen, Arthritiden und Osteoporose, Mastitis und Krampfadern.

Die Lagerfähigkeit von Ton ist unbegrenzt. Wenn er in der Sonne liegt, dann ist er fähig, die Energie des Sonnenscheins zu resorbieren und seine nützlichen Eigenschaften zu verstärken. Deshalb kann er lange Jahre genutzt und sogar als Erbe an die Kinder und Enkel übergeben werden.

Wenn der Ton selbstständig gewonnen wird, muss darauf geachtet werden, dass er nicht vertrocknet. Daher wird er sofort in kleine Kugeln von der Größe einer Walnuss zusammengerollt und an der Sonne getrocknet. Danach ist der Ton für lange Zeit lagerfähig, sollte aber von Zeit zu Zeit der Sonne ausgesetzt werden, damit er seine natürliche Energie »ergänzt«.

Wenn der Ton als Pulver gekauft wurde, dann muss er im dicht verschlossenen Glas oder Paket aufbewahrt werden. Das Glas oder die Verpackung muss unbedingt durchsichtig sein, damit der Sonnenschein zum Ton durchdringen kann. Wer eine kleine Menge Tonlösung lagern will, sollte sie in ein Glas gießen und es an einen trockenen Ort stellen. Traditionell werden für die Vorbereitung und das Rühren des Tons kein Geschirr und keine Löffel aus Metall verwendet.

Da der Ton über die Eigenschaft verfügt, die Krankheit »aufzusaugen«, wurde in den alten Zeiten die nochmalige Nutzung (außer bei schwachen Tonlösungen, die man mehrmals verwenden kann), als unzulässig angesehen. Die Volksheilenden empfahlen, den verwendeten Ton in der Erde zu vergraben, damit er dorthin zurückkehrt, wo er an das Licht kam und mit ihm alle aufgenommenen menschlichen Übel.

Tone können verschiedenfarbig sein, die Farbe wird durch den Anteil der in ihnen enthaltenen Beimischungen bedingt. So werden für Heilzwecke meistens die weißen, rosafarbenen und blauen Tone verwendet. Die Heileigenschaften des blauen Tons sind am größten. Daher findet er in letzter Zeit auch die breiteste Anwendung in der Medizin und Kosmetologie. Er wird pur verwendet, mit Speise- und Meersalz, Hefen, Honig und Milchmolke gemischt, oder mit Aufgüssen medikamentöser Pflanzen verdünnt.

Bevor der Ton für die äußerliche Anwendung benutzt wird, wird er von Steinen, Wurzeln und anderen nicht zugehörigen Einschlüssen gereinigt und in ein emailliertes- (die Emaille soll unbeschädigt sein), hölzernes- oder gebranntes tönernes Gefäß geschüttet.

Die Tonmasse oder halbflüssige Tonlösung wird in der folgenden Weise vorbereitet:

Zuerst wird der Ton in der Sonne getrocknet (wenn er ungenügend ausgetrocknet ist, löst er sich später schlechter im Wasser auf). Wenn die Sonne wenig scheint, dann wird der Ton neben den Ofen, die Heizung oder jede andere Wärmequelle gelegt. Die viel zu großen und festen Stücke werden mit dem Hammer zerkleinert und wenn sie trocken sind, im Mörser oder mithilfe einer Flasche zu Pulver zerstoßen. Danach wird der Ton mit sauberem abgekochtem Wasser übergossen. Nach einigen Stunden, wenn er genügend Feuchtigkeit aufgenommen hat, wird er mit den Händen durchgerührt. Die festen Klumpen werden mit den Händen oder einer kleinen hölzernen Schaufel zerdrückt (keinesfalls ein metallisches Hilfsmittel benutzen). Der zur Anwendung fertige Ton ist eine glatte Masse, ohne Klumpen und nicht flüssig. Während der Lagerung des Tons das Gefäß häufig längere Zeit in die Sonne, an die frische Luft und in das Licht stellen. Um die Konsistenz des Tons zu erhalten, ab und zu etwas Wasser zugeben. Damit ist er immer zum Gebrauch fertig und kann so auf unbeschränkte Zeit erhalten bleiben.

Für die innere Anwendung ist es besser, den reinen fettigen und in einem Stück genommenen Ton (ohne Beimischungen von Sand und anderen nicht zugehörigen Einschlüssen) zu verwenden.

Unbedingt zu beachten ist, dass Ton nicht angewendet werden darf bei akuten entzündlichen Erkrankungen. Mit ihm können nur Krankheiten im Stadium der Remission (temporäres oder dauerhaftes Nachlassen von Krankheitssymptomen) behandelt werden.

Bei einigen Erkrankungen erweist sich die Behandlung mit Ton als vergeblich, da keine sichtbaren Verbesserungen eintreten. Es gibt auch Situationen, in denen sie sich verbietet, z.B. wenn zusätzliche Schäden und andere Reaktionen auftreten können. Daher muss die Anwendung des Tons immer mit dem Arzt oder Heilpraktiker abgestimmt und auf Grundlage einer zweifelsfreien Diagnose erfolgen. Einige Menschen zeigen bei der äußerlichen Anwendung des Tons allergische Reaktionen, wie Hautreizungen und verschiedene eitrige Ausschläge. Besonders Menschen mit einer empfindlichen und zarten Haut sind davon betroffen. In diesem Fall muss eine andere Behandlungsform gewählt werden.

Bewährte Mittel der Volksmedizin sind auch die folgenden Rezepte. Davon können Sie ein beliebiges Rezept auswählen und anwenden:

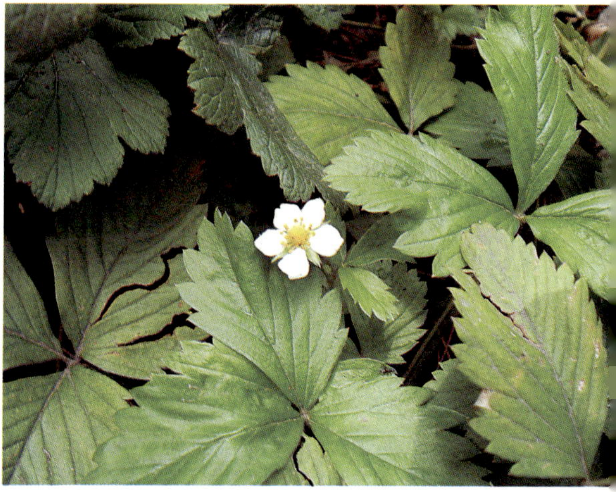

Walderdbeere *(Fragaria)*

Mischen Sie zu gleichen Teilen Honig und Mehl. Mit dieser Salbe cremen Sie täglich, bis zur völligen Genesung, 2-mal die schmerzende Haut ein und decken sie mit Leinen- oder Baumwollstoff ab. Vor jedem neuen Auftrag waschen Sie die wunde Haut gründlich mit frischer warmer Molke ab.

Geben Sie bis zur völligen Genesung 2-mal am Tag Kürbisfruchtfleisch (Cucurbita) auf die wunden Punkte, decken es mit Baumwollstoff ab, legen Kunststofffolie darüber und fixieren die Kompresse mit einem Verband oder Leukoplast.

Geben Sie täglich, bis zur völligen Genesung, 1-mal frische zerdrückte Erdbeeren (Fragaria) für 3 bis 4 Stunden in einer Schicht von etwa 1 cm auf die schmerzenden Stellen, decken sie mit Baumwollstoff ab, legen Kunststofffolie darüber und fixieren die Kompresse mit einem Verband oder Leukoplast.

Nagelbettentzündung

Meist befindet sich eine Nagelbettentzündung (Panaritium) am Endglied eines Fingers, denn hier besteht das höchste Verletzungsrisiko bei einer manuellen Tätigkeit. Fast jeder Mensch wird in seinem Leben einmal von so einer Entzündung betroffen. Es handelt sich um eine von Bakterien nach einer Bagatellverletzung ausgelöste eitrige Infektion der Haut an Fingern oder Zehen, die oberflächlich oder tief verlaufen kann. Zu den typischen Begleiterscheinungen gehören Rötung, Überhitzung, pochende Schmerzen, Schwellung und Funktionseinschränkung. Problematisch ist, dass sich die Entzündung auf das umliegende Gewebe ausdehnen kann.
Die Entzündung kann akut oder chronisch sein. Für die Behandlung einer Nagelbettentzündung kennt die Russische Volksmedizin verschiedene bewährte Rezepte. Sie heilen die Entzündung, den Schmerz und das Ödem im Infektionsherd.

Ein altes bewährtes Mittel ist die Lösung aus Kupfersulfat (Cuprum Sulfatis). Dazu mischen Sie ¼ TL Kupfersulfat mit 1/4 Glas heißem Wasser und tauchen den betroffenen Finger oder Zeh täglich für 15 Minuten in diese Lösung. Nach 2 bis 3 Tagen verschwindet die Entzündung gewöhnlich.
Beachten Sie: Kupfersulfat ist giftig!

Bewährte Mittel der Volksmedizin sind auch die folgenden Rezepte. Davon können Sie ein beliebiges Rezept auswählen und anwenden:

Legen Sie über Nacht einen in medizinischem Spiritus (96 %) getränkten Wattebausch auf den betroffenen Finger oder

Zeh und ziehen darüber den abgeschnittenen Finger eines Gummihandschuhs (als Ersatz kann dafür auch Kunststofffolie verwendet werden). Mit dieser Kompresse verschwindet die Entzündung gewöhnlich bis zum Morgen.

- Geben Sie täglich in den abgeschnittenen Finger eines Gummihandschuhs (als Ersatz kann dafür auch Kunststofffolie verwendet werden) frisch geriebene Kartoffeln (Solanum tuberosum), ziehen ihn vor dem Schlafen über den betroffenen Finger oder Zeh und tauschen am Morgen den Inhalt gegen frische Kartoffelmasse aus. Nach 2 bis 3 Tagen verringert sich gewöhnlich die Entzündung.

- Nehmen Sie täglich vor dem Schlafen ein wenig Schwarzbrot, salzen es reichlich und kauen es. Danach geben Sie die Masse auf die betroffene Stelle, legen Kunststofffolie darüber und fixieren die Kompresse mit einem Verband. Nach 2 bis 3 Tagen verringert sich gewöhnlich die Entzündung.

- Nehmen Sie 1 scharfe rote Paprika (Chili oder Peperoni), entfernen daraus die Samen und übergießen sie mit Wodka (40 %). Danach ziehen Sie die Hülse über den betroffenen Finger oder Zeh (sodass diese vom Wodka völlig umgeben sind) und behalten sie so lange auf der betroffenen Stelle, wie das dabei auftretende heftige Brennen erträglich ist. Gewöhnlich sind 1 bis 2 Behandlungen ausreichend, der Schmerz und die Entzündung verschwinden schnell.

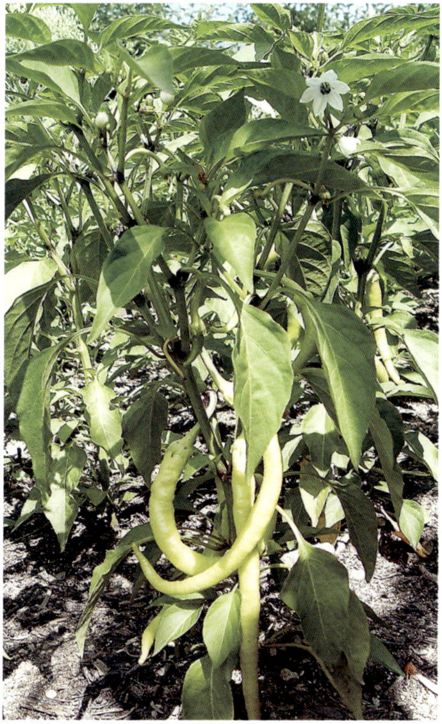

Scharfer Paprika *(Capsicum)*

Neurodermitis

Die Neurodermitis (atopische Dermatitis oder endogenes Ekzem) gehört zu den häufigsten chronischen Hauterkrankungen und beginnt oft bereits im Kleinkindalter. Begünstigende Auslöser dieser

Erkrankung sind Umwelteinflüsse und erbliche Faktoren. Es ist eine nicht anstekkende, schubweise auftretende Entzündungsreaktion der Haut. Typische Begleiterscheinungen sind häufig rote, schuppende, manchmal auch nässende Ekzeme auf der Haut und ein starker Juckreiz. Das Erscheinungsbild der Erkrankung ist individuell und abhängig vom Lebensalter des Betroffenen. Die Neurodermitis gilt als nicht heilbar, kann aber positiv beeinflusst werden.
Verschiedene bewährte Rezepte besänftigen den Juckreiz, die Entzündung und den Schmerz. Außerdem regenerieren sie die Haut.

▮ Der Dreiteilige Zweizahn (Bidens tripartita) ist ein wirksames Volksmittel. Er wird auch als Badezusatz verwendet. Dazu übergießen Sie 1 EL getrockneten Dreiteiligen Zweizahn mit 1 Glas kochendem Wasser, lassen den Aufguss mindestens 45 Minuten stehen, sieben ihn dann durch, ergänzen die Flüssigkeit auf 200 ml und geben sie in ein warmes Vollbad von 35 bis 36 °C. Nehmen Sie täglich über 3 bis 4 Wochen vor dem Schlafen für 10 bis 15 Minuten ein Bad.
Die Wirkung des Bades kann ein Zwiebelöl (Allium cepa) verstärken. Dazu teilen Sie eine geschälte kleine Zwiebel in 4 Teile, übergießen sie in einem Glas mit 200 ml Pflanzenöl und kochen die Mischung für 1 Stunde im Wasserbad. Danach nehmen Sie die Zwiebelstücke aus dem Öl (dabei nicht ausdrücken) und cremen damit vor jedem Bad die betroffenen Hautbereiche ein.

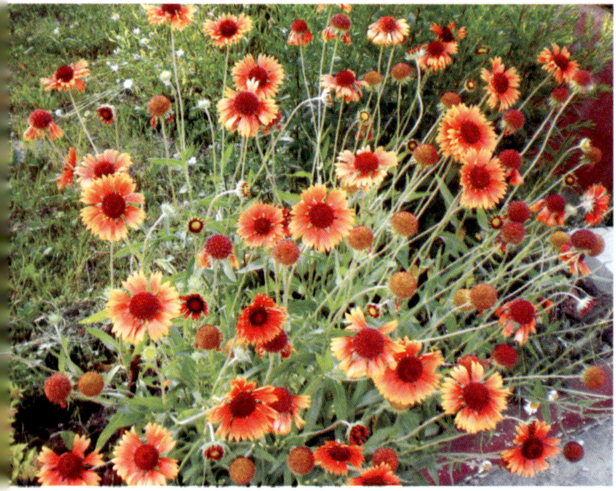

Bewährte Mittel der Volksmedizin sind auch die folgenden Rezepte. Davon können Sie ein beliebiges Rezept auswählen und anwenden:

▮ Vermischen Sie frischen Saft aus Ringelblumenblüten (Calendula officinalis) mit Wollwachs (Lanolinum) oder Schweinefett im Verhältnis 1 zu 10. Mit dieser Salbe reiben Sie täglich, bis zur völligen Genesung, 1-mal die betroffenen Hautflächen ein oder legen eine mit dem Präparat durchtränkte Serviette in Form einer Kompresse auf.

Ringelblumen *(Calendula officinalis)*

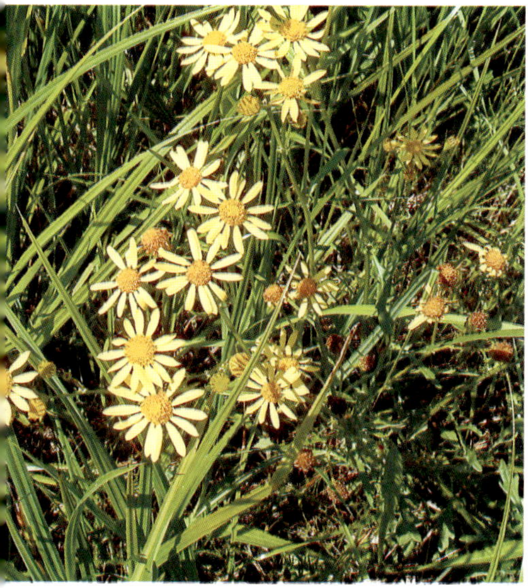

Arnika *(Arnica montana)*

- Vermischen Sie 1 EL Pulver aus getrockneten Arnikawurzeln (Arnica montana) mit 500 g erwärmtem Schweinefett. Zur Anwendung erwärmen Sie die Salbe unter ständigem Rühren für 30 Minuten bei kleiner Hitze und cremen dann damit täglich, bis zur völligen Genesung, 1-mal die betroffenen Hautflächen ein oder legen eine mit dem Präparat durchtränkte Serviette in Form einer Kompresse auf.

- Geben Sie 2 EL gewaschene klein geschnittene frische Weißkohlblätter (Brassica oleracea) in ½ l kochende Milch, lassen die Mischung noch 5 Minuten aufkochen, ergänzen dann 2 EL Weizenkleie und stellen den abgedeckten Topf für 30 Minuten an einen warmen Ort. Diese Masse geben Sie täglich, bis zur völligen Genesung, 2-mal für 2 Stunden in Form einer Kompresse auf die betroffenen Hautbereiche und waschen sie anschließend mit warmem Wasser ab.

Röteln

Unter Röteln (Rubella) versteht man eine hoch ansteckende und weltweit verbreitete Hauterkrankung. Sie tritt meist im Kindesalter auf und wird durch Viren ausgelöst, die durch eine Tröpfcheninfektion übertragen werden. Der Verlauf der Erkrankung ist von Mensch zu Mensch sehr unterschiedlich. Gewöhnlich verläuft die Erkrankung ohne Komplikationen. Zu ihren Begleiterscheinungen gehören typische rote Flecken auf der Haut, aber auch Fieber und geschwollene Lymphknoten. Vor allem bei Kindern verläuft die Erkrankung oft ohne Begleiterscheinungen, sodass sie kaum oder gar nicht bemerkt wird. Während einer Schwangerschaft, besonders im ersten Schwangerschaftsdrittel, sind Röteln eine Gefahr für das Ungeborene, denn sie können die Organe des Embryos schwer schädigen und Fehlgeburten auslösen.
Für die Behandlung von Röteln kennt die Russische Volksmedizin verschiedene bewährte Rezepte. Sie beschleunigen die Genesung und lindern die Begleiterscheinungen der Erkrankung.

Ein altes Volksmittel ist das Heilbad mit dem Schöllkraut (Chelidonium majus). Dazu übergießen Sie 4 EL gehackte getrocknete Blätter und Blüten des Schöllkrauts mit 1 ½ l kochendem Wasser, lassen den Aufguss im abgedeckten Geschirr 1 Stunde stehen und sieben ihn dann durch. Diesen Aufguss geben Sie täglich über 5 Tage vor dem Schlafen in ein Vollbad mit einer Temperatur von 35 bis 36 °C und baden darin 10 bis 15 Minuten. Beachten Sie: Schöllkraut ist giftig!

Bewährte Mittel der Volksmedizin sind auch die folgenden Rezepte. Davon können Sie ein beliebiges Rezept auswählen und anwenden:

Übergießen Sie 1 EL gehackte getrocknete Beeren und Blätter der Preiselbeere (Vaccinium vitis-idaea) und 1 EL Johanniskraut (Hypericum perforatum) mit ¾ l kochendem Wasser, lassen den Aufguss noch für 10 Minuten unter kleiner Hitze aufkochen, dann 1 Stunde stehen und sieben ihn durch. Von diesem Aufguss trinken Sie täglich über 5 Tage 4-mal 1/4 Glas.

Übergießen Sie 1 EL getrocknete gehackte Beeren und Blätter der Schwarzen Johannisbeere (Ribes nigrum) mit 1 Glas kaltem Wasser, lassen die Mischung für 30 Minuten unter kleiner Hitze aufkochen und dann den Sud abkühlen (nicht durchsieben). Von diesem Sud trinken Sie täglich über 5 Tage 4-mal 1/4 Glas.

Übergießen Sie 5 bis 6 EL getrocknete gehackte Hagebutten der Wildrose (Rosa majalis) in einer Thermoskanne mit 1 l kochendem Wasser, lassen dann den Aufguss in der fest verschlossenen Kanne 10 bis 12 Stunden stehen und sieben ihn durch. 1/2 Glas von diesem Aufguss trinken Sie täglich über 5 Tage 3-mal nach dem Essen. Alternativ können Sie auch die Hagebutte der Heckenrose (Rosa corymbifera) oder der Hundsrose (Rosa canina) verwenden.

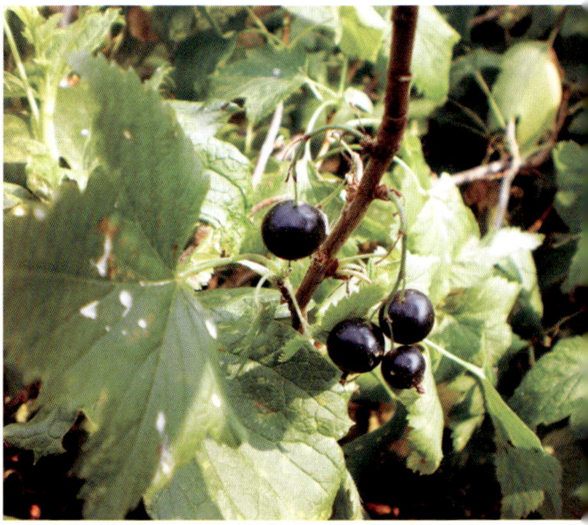

Schwarze Johannisbeere *(Ribes nigrum)*

Übergießen Sie 2 EL getrocknete Beeren der Gewöhnlichen Berberitze (Berberis vulgaris) mit 1 1/2 Gläsern heißem Wasser, lassen den Aufguss für 15 Minu-

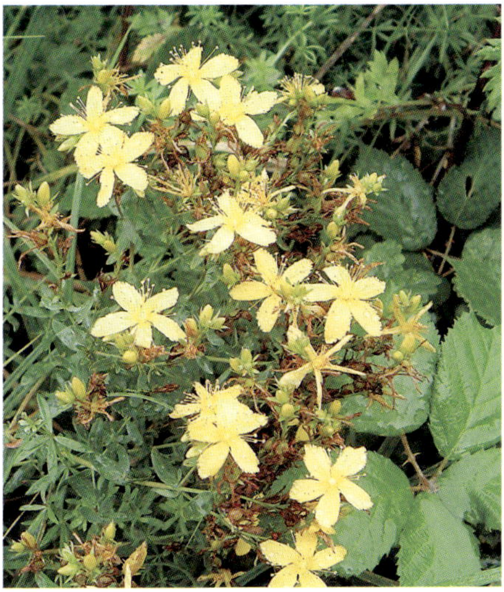

Johanniskraut *(Hypericum perforatum)*

ten unter kleiner Hitze aufkochen, dann den Sud 8 Stunden stehen und zerquetschen danach das Fruchtfleisch. 1/2 Glas von diesem Sud trinken Sie täglich über 5 Tage 2-mal.
Beachten Sie: Die Gewöhnliche Berberitze ist giftig, wobei die Früchte weitgehend frei von Gift sind.

Schuppenflechte

Die Schuppenflechte (Psoriasis) tritt in allen Altersgruppen auf und ist eine gutartige nicht ansteckende Hauterkrankung, die fast immer chronisch verläuft. Für die Betroffenen ist die Schuppenflechte meist mit einer jahrzehntelangen Leidensgeschichte verknüpft, denn eine Heilung gilt derzeit als unmöglich. Zu ihren typischen Erscheinungen gehören scharf begrenzte rote Hautstellen mit silberweißen Schuppen, die häufig jucken. Außer der Haut können auch Schleimhäute, Gelenke und Nägel betroffen sein. Als Auslöser der Erkrankung wird eine Fehlsteuerung des Immunsystems und Vererbung gesehen. Die Erkrankung verläuft bei jedem Betroffenen anders.
Für die Behandlung einer Schuppenflechte kennt die Russische Volksmedizin verschiedene bewährte Rezepte. Sie reinigen die Haut, lindern den Juckreiz und die Entzündung und beugen der Bildung neuer Schuppenflechte vor.

- Für die innere Behandlung mischen Sie je 1 EL getrocknetes Kraut des Dreiteiligen Zweizahns (Bidens tripartita), Johanniskraut (Hypericum perforatum), Schöll-

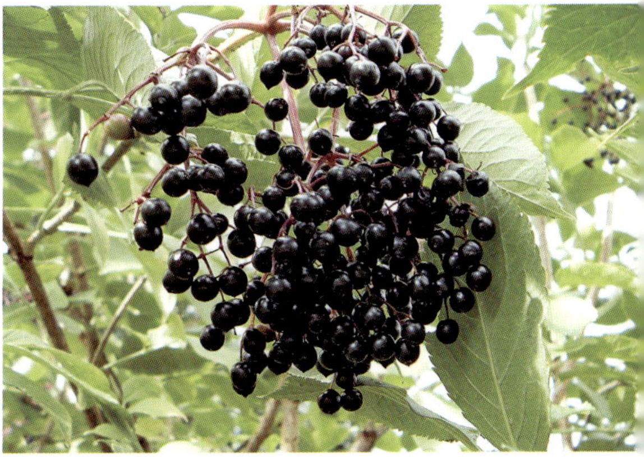

Schwarzer Holunder *(Sambucus nigra)*

kraut (Chelidonium majus) und Maisbart (Maydis stigma), Blüten des Schwarzen Holunder (Sambucus nigra), Wurzeln des Alants (Inula helenium) und Kalmus (Acorus calamus), Blätter der Preiselbeere (Vaccinium vitis-idaea) und des Acker-Schachtelhalms (Equisetum arvense). 2 El von dieser Mischung übergießen Sie mit ½ l kochendem Wasser, lassen den Aufguss noch für 7 Minuten unter kleiner Hitze aufkochen, dann 30 Minuten stehen, sieben ihn durch und trinken davon über 1 Monat 2-mal am Tag vor oder nach dem Essen je 1/2 Glas.
Beachten Sie: Schöllkraut ist giftig!

Bewährte Mittel der Volksmedizin sind auch die folgenden Rezepte. Davon können Sie ein beliebiges Rezept auswählen und anwenden:

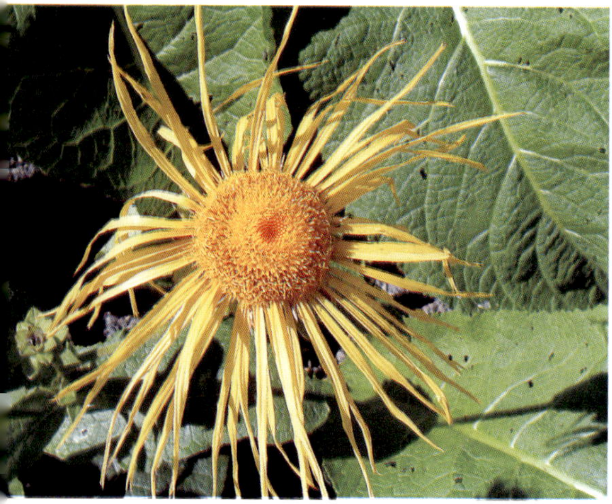

Alant *(Inula helenium)*

- Vermischen Sie 50 g Birkenteer, 10 ml Honig, 20 g Asche aus Zweigen der Wildrose (Rosa majalis), 20 ml Kastoröl und 1 frisches Eiweiß zu einer glatten Masse. Alternativ können Sie auch Asche aus Zweigen der Heckenrose (Rosa corymbifera) oder der Hundsrose (Rosa canina) verwenden. Mit dieser Salbe cremen Sie 3-mal am Tag die betroffenen Hautstellen ein.

- Reinigen Sie 3-mal am Tag die betroffenen Hautstellen gründlich mit medizinischem Spiritus (96 %) und cremen sie dann mit frischem Saft des Gewöhnlichen Seifenkraut (Saponaria officinalis) ein.

- Die betroffenen Hautstellen können Sie auch 3-mal am Tag mit einem Salzhering einreiben.

Schweißfuß

Unter Schweißfüßen (Hyperhidrosis pedis) leiden sehr viele Menschen, selbst Kinderfüße schwitzen nicht weniger als die Füße von Erwachsenen. Die Ursache ist eine Überaktivität des vegetativen Nervensystems und zu große Schweißdrüsen an den Füßen. Sie sind daher kein Zeichen einer mangelnden Hygiene. Allerdings kann die tägliche Fußpflege den unangenehmen Geruch verringern. Durch das vermehrte Schwitzen ist die Hornhaut der Füße in den Schuhen stän-

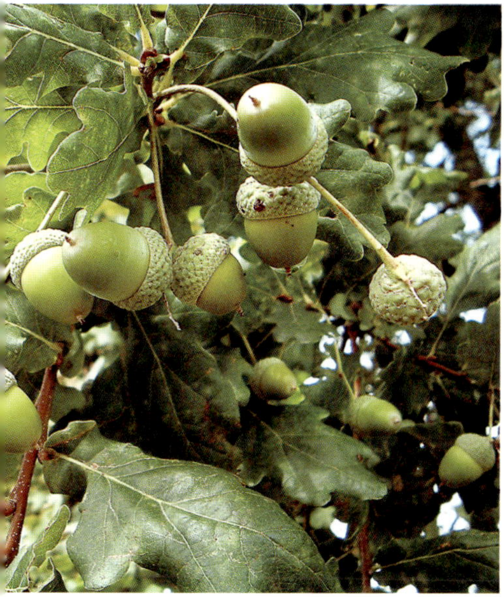

Eiche *(Quercus)*

dig durchfeuchtet. Dadurch wird sie anfällig für Infektionen mit Pilzen und Bakterien. Eine typische Begleiterscheinung ist auch das wurmstichartige weißliche Aufquellen der Hornhaut. Verstärkende Faktoren für die Schweißabsonderung sind zusätzlich luftundurchlässige Schuhe oder Strümpfe. Von Schweißfüßen betroffene Menschen sollten daher immer für eine gute Belüftung ihrer Füße sorgen und ihre Schuhe überlegt auswählen. Kaltes Wasser kann sehr hilfreich sein. Waschen Sie damit täglich die Füße.
Für die Behandlung von Schweißfüßen kennt die Russische Volksmedizin verschiedene bewährte Rezepte. Sie verringern die Schweißabsonderung und die Geruchsbildung.

- Ein altes sehr wirksames Volksmittel ist die Eichenrinde (Quercus). Dazu geben Sie täglich, bis sich die Schweißabsonderung merklich verringert, 2 EL Pulver aus getrockneter Eichenrinde in die Strümpfe oder Socken.

- Im Volk ist das folgende Mittel sehr hoch angesehen. Es wirkt, wenn sich zusätzlich zu den Schweißfüßen Fußgeruch entwickelt. Die tägliche Anwendung über 1 Woche ist ausreichend, damit der Fußgeruch komplett verschwindet. Dazu waschen Sie am Abend die Füße gründlich mit warmem Seifenwasser und dann mit kaltem Wasser. Danach flechten Sie Weizenstroh (Triticum) oder das getrocknete Gras der Kriech-Quecke (Elymus repens) wie ein Körbchen um die Füße, ziehen saubere Socken darüber und belassen diese Packung über Nacht auf den Füßen. Am Morgen entfernen Sie die Packung, waschen die Füße gründlich mit Wasser und ziehen frische Strümpfe oder Socken an.

Bewährte Mittel der Volksmedizin sind auch die folgenden Rezepte. Davon können Sie ein beliebiges Rezept auswählen und anwenden:

- Bestreuen Sie täglich jeden Morgen die Fußsohlen mit 2 EL Pulver der Borsäure (in der Apotheke erhältlich) und waschen es am Abend gründlich mit 30 bis 40 °C warmem Wasser ab. In der ersten Woche der Behandlung ist es nötig, die Strümpfe oder Socken täglich zu wechseln. Nach etwa 2 Wochen verschwindet der Fußgeruch.

- Umwickeln Sie täglich 2-mal für 1 Stunde die Füße mit frischen Blättern der Birke (Betula). Dieses Mittel hilft auch bei übermäßiger Schweißabsonderung an den Fingern.

Warzen

Warzen (Verrucae) sind eine durch einen Virus hervorgerufene häufige Hauterkrankung. Sie treten in jedem Alter auf und erscheinen einzeln oder in Gruppen, überwiegend an Händen und Füßen. Dabei handelt es sich um begrenzte und gutartige Hautwucherungen mit einer rauen und schuppigen Oberfläche und der unterschiedlichsten Form. Die Infektion erfolgt durch Kontakt über kleinste Verletzungen der Haut und der Schleimhäute.

Für die Beseitigung von Warzen kennt die Russische Volksmedizin verschiedene bewährte Rezepte. Davon können Sie ein beliebiges Rezept auswählen und anwenden:

- Ein altes Mittel ist der Saft frischer saurer Äpfel (Malus). Geben sie etwas von diesem Saft morgens und abends auf die Warzen. Sie werden innerhalb von 10 Tagen verschwinden.

- Vermischen Sie 100 g geriebenen Knoblauch (Allium sativum) und 100 g zerlassene Butter oder Schweineschmalz zu einer Salbe und bewahren diese im Kühlschrank auf. Damit cremen Sie täglich morgens und abends die Warzen ein, bis die Warzen weg sind.

- Reiben Sie täglich morgens und abends die Warzen mit Salmiakgeist (10 %) ein, bis die Warzen verschwinden.

- Es ist auch möglich, die Warzen mithilfe der Magie zu vertreiben. Tipps dazu finden Sie im Kapitel Glaube und Magie (siehe S. 145 ff.).

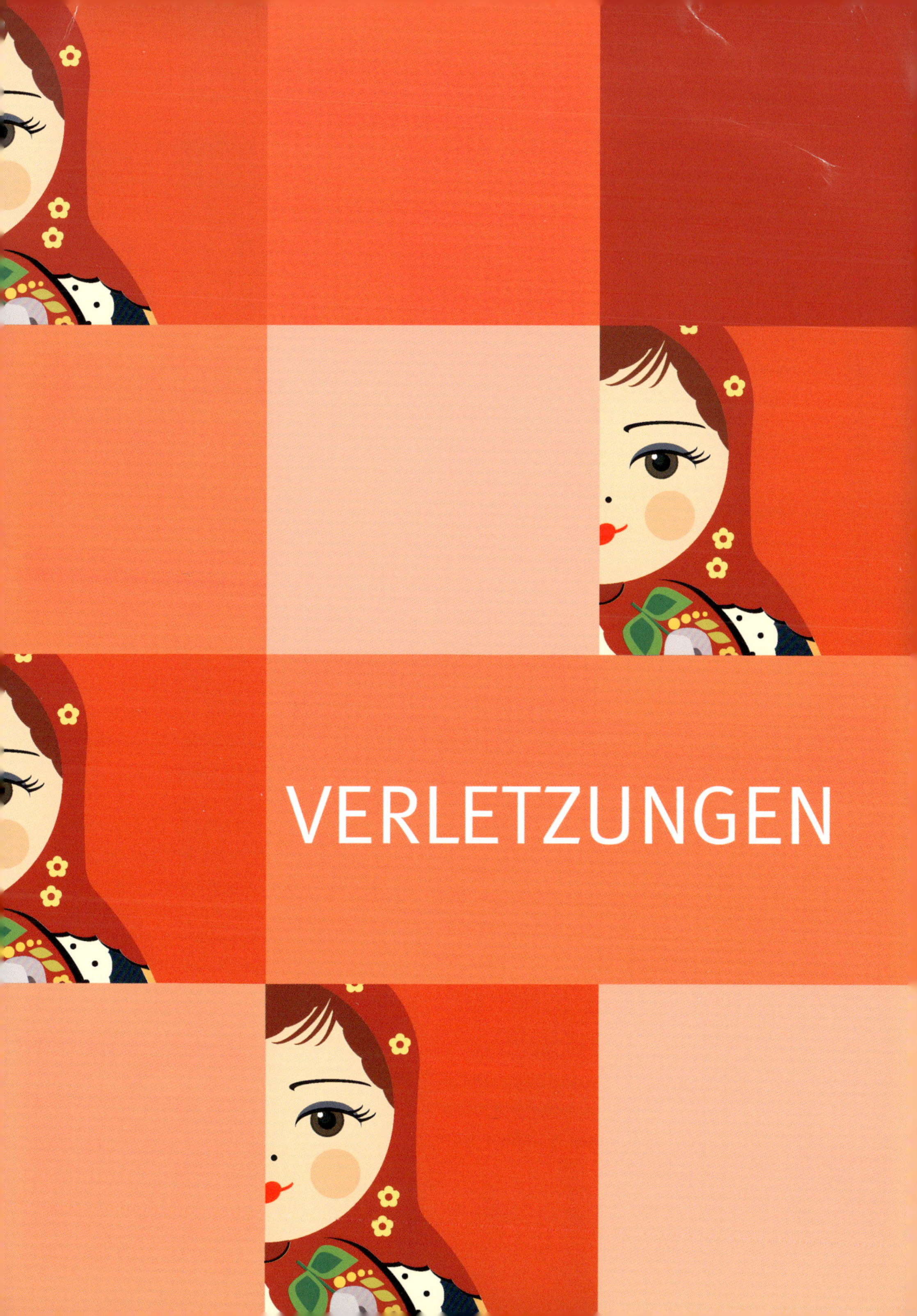

VERLETZUNGEN

Niemand ist vor Knochenbrüchen, Prellungen, Bänderdehnungen, Wunden und anderen körperlichen Verletzungen geschützt. Bei einer Verletzung werden die winzigen Kapillaren der Blutgefäße geschädigt, die ein beliebiges menschliches Organ mit Sauerstoff und Nährstoffen versorgen. Deshalb ist die Wiederherstellung des Blutkreislaufs in den Kapillaren eine der wichtigsten Bedingungen für die schnelle Normalisierung des Zustands verletzter Organe.

Arnika (Arnica montana) ist dafür sehr wirksam. Es hilft bei Blutergüssen, Prellungen, Quetschungen, Zerrungen, Verstauchungen, Verrenkungen, Knochenbrüchen und vielen anderen Leiden. Dazu geeignete Präparate auf homöopathischer Grundlage gibt es in der Apotheke, die Anwendung erfolgt über 3 bis 7 Tage unmittelbar nach der Verletzung.

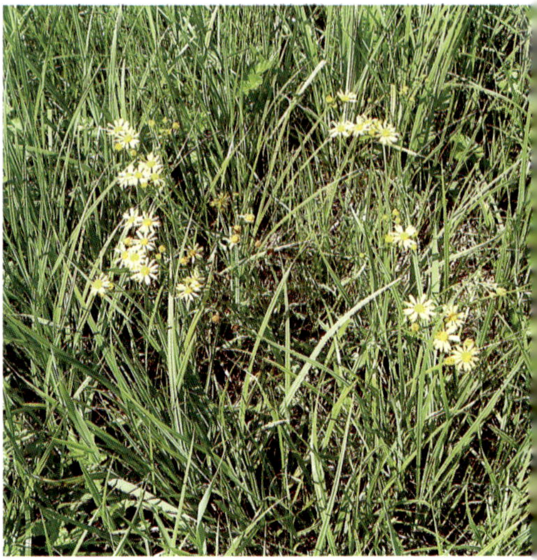
Arnika *(Arnica montana)*

Bisse und Stiche

Für die Behandlung eines Bisses oder Stichs kennt die Russische Volksmedizin unter anderem die folgenden bewährten Rezepte. Sie töten alle Mikroben ab und verhindern dadurch die Entzündung der Wunde:

- Bei Bissen von Hunden und anderen Tieren vermischen Sie eine geriebene Knoblauchzehe (Allium sativum) mit 1 Glas warmem Wasser und waschen mit dieser Lösung sorgfältig die Wunde aus. Später können Sie auch eine Kompresse damit auflegen. Ernsthafte Bisse sollte aber unbedingt ein Arzt behandeln.

- Bei Stichen von Bienen, Wespen, Mükken und anderen Insekten zerkauen Sie sorgfältig eine Knoblauchzehe (Allium sativum) im Mund und mischen sie mit dem Speichel. Danach geben Sie die Masse für 15 Minuten auf die Stichstelle (keinesfalls länger, da ansonsten eine Reiz- oder Brandstelle auf der Haut entstehen kann) und fixieren sie mit einem Verband. Nach dieser Anwendung werden sich der Schmerz und die Schwellung schnell verringern.

Blutergüsse

Das folgende bewährte Rezept normalisiert den Zustand des Körpergewebes und beschleunigt die Heilung:

▮ Eine Kompresse aus einem homöopathischen Präparat des Gänseblümchens (Bellis perennis, in der Apotheke erhältlich) wirkt sehr gut. Dazu zerstoßen Sie 10 bis 15 Pillen zu Pulver und lösen es in ½ l warmem Wasser auf. In dieser Lösung durchfeuchten Sie täglich über 3 bis 7 Tage 3- bis 4-mal einen Leinen- oder Baumwollstoff, legen es auf den wunden Punkt und fixieren die Kompresse mit einem Verband.
Ebenso können Sie von diesem Präparat täglich über 3 bis 7 Tage 5 bis 7 Pillen 3- bis 4-mal unmittelbar nach der Verletzung einnehmen.

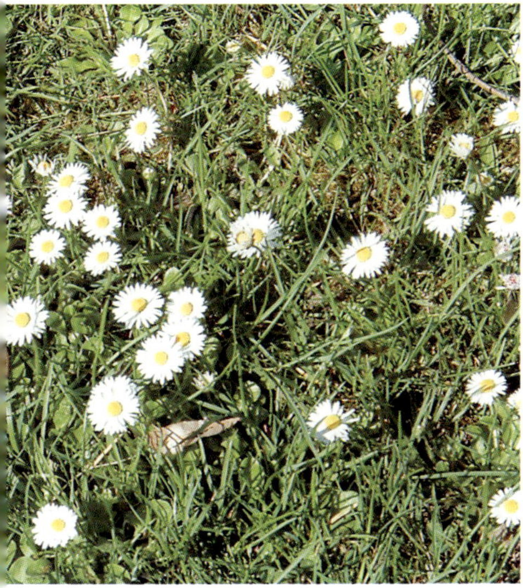

Gänseblümchen *(Bellis perennis)*

Brandwunden

Eine kurze Unaufmerksamkeit reicht oft aus und eine schmerzhafte Brandwunde hat sich gebildet. Auch Kinder verletzen sich häufig an den verschiedensten Hitzequellen.
Für die Behandlung von Brandwunden kennt die Russische Volksmedizin verschiedene bewährte Rezepte. Sie normalisieren den Zustand des Körpergewebes und beschleunigen die Heilung.

▮ Ein sehr altes Mittel ist das Ei. Dazu verrühren sie gründlich ein aufgeschlagenes Ei (Eigelb und Eiweiß), geben diese Mischung morgens und abends auf die verbrannte Haut und decken sie mit einem Verband ab, bis die Brandwunde abgeheilt ist.

▮ Sehr wirksam ist auch eine Salbe aus Mumijo. Mumijo (Depuratus Mumijo) ist ein natürliches Präparat. Es ist in Russland ein offiziell zugelassenes Medikament. In der zentralasiatischen Volksmedizin wird es seit Jahrtausenden eingesetzt. Aufgrund seiner heilenden Eigenschaften wurde Mumijo in den letzten Jahren auch für Vertreter der wissenschaftlichen Medizin zum Gegenstand des sorgfältigeren Studiums. Zu seinen Bestandteilen gehören ca. 28 bis 32 chemische Substanzen, 30 Makro- und Mikroelemente, ca. 10 verschiedene Metalloxide, 6 Aminosäuren und eine ganze Reihe von Vitaminen, z.B. der Vitamingruppe B und anderer. Es besteht aus ca. 95 Komponenten, die von der Natur zusammengesetzt wurden. Mumijo gehört zu den Präparaten, die dem Organismus helfen, sich an die ungünstigen Einwirkungen der Umwelt anzupassen und seine Immunität gegenüber den natürlichen Faktoren zu erhöhen. Es wirkt stärkend und beeinflusst aktiv den Stoffwechsel.

Über den Entstehungsprozess des Mumijo gibt es unterschiedliche Theorien, die jeweils von einem tierischen- bzw. pflanzlichen Ursprung ausgehen. Allerdings haben alle Fundstätten gemeinsame Merkmale. Es handelt sich um Orte mit einer langen und intensiven Sonnenbestrahlung, die Luft ist besonders sauber und es existiert ein spezielles Pflanzenbewuchsspektrum.

Bedeutende Fundstätten befinden sich in Zentralasien, im Himalaja und im Altai (das besitzt eine sehr hohe Wirkstoffkonzentration). Die häufigste Fundform des Rohmumijo sind poröse Gesteinsbrocken in Höhlen, Nischen und Felsspalten.

Äußerlich ähnelt Mumijo Harz, es hat eine glänzende Oberfläche, einen bitteren Geschmack und sein spezifischer Geruch erinnert an Erdöl, die Farbe schwankt von hellbraun bis schwarz. Im heißen Wasser löst sich Mumijo gut auf, verliert aber seine Eigenschaften bei falscher Aufbewahrung.

▪ Dazu feuchten Sie 10 g Mumijo (Depuratus Mumijo) mit einigen Tropfen abgekochtem Wasser an, zerreiben es zu einem Brei, ergänzen dann 100 g geschmolzenes Schweine-, Hühner- oder Gänsefett und vermischen alles zu einer glatten Masse. Bei der Abreibung zwischen den Fingern dürfen keine Körnchen mehr vorhanden sein. Bewahren Sie die fertige Salbe im Kühlschrank auf. Mit dieser Salbe cremen Sie täglich, bis die Brandwunde abgeheilt ist, 2- bis 3-mal die betroffene Stelle ein.

Bewährte Mittel der Volksmedizin sind auch die folgenden Rezepte. Davon kön-

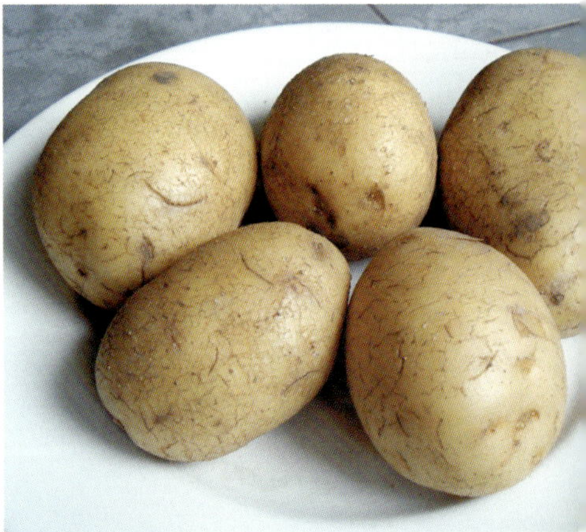

Kartoffeln *(Solanum tuberosum)*

nen Sie ein beliebiges Rezept auswählen und anwenden:

- Vermischen Sie 1/2 Glas frischen Brei, der aus einigen geschälten und gewaschenen Kartoffeln (Solanum tuberosum) gewonnen wurde, mit 1 TL Honig. Diese Mischung geben Sie täglich, bis die Brandwunde abgeheilt ist, in einer Schicht von 1 bis 2 cm auf ein Stück Leinen- oder Baumwollstoff, legen es auf die verbrannte Stelle der Haut, fixieren die Kompresse mit einem leichten Verband und wechseln sie alle 3 bis 4 Stunden aus.
Für die Nacht können Sie eine Salbe aus Mumijo auftragen (siehe vorhergehendes Rezept).

- Brühen Sie einen sehr starken schwarzen Tee und lassen ihn dann auf etwa 13 bis 15 °C abkühlen. Mit diesem Tee begießen Sie fortlaufend über 10 bis 12 Tage die mit einer Binde umwickelte Brandwunde, die Binde darf dabei nicht austrocknen.

- Das frische Kürbisfruchtfleisch (Cucurbita) wirkt bei entzündeten Stellen von Brandwunden. Dazu bedecken Sie morgens und abends, bis die Entzündung abgeklungen ist, die Wunde mit dem Fruchtfleisch und fixieren es mit einem Verband.

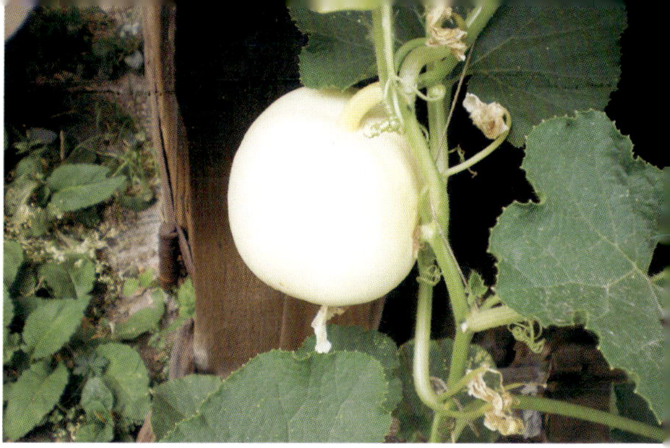

Riesenkürbis *(Cucurbita maxima)*

Knochenbrüche

Im Gegensatz zum Frühling, Sommer und Herbst kommt es im Winter häufig zu Knochenbrüchen. In dieser Situation sind besonders ältere Menschen im Heilungsprozess benachteiligt, denn bei ihnen heilen Brüche schlechter als bei jüngeren Menschen.
Für die schnellere Heilung von Knochenbrüchen kennt die Russische Volksmedizin verschiedene bewährte Rezepte.

- Sehr nützlich ist in der Ernährung eine gut gekochte Brühe aus Rindergelenken oder Rinderhufen (besonders geeignet). Das Fleisch lösen Sie bereits nach seiner Garzeit ab und geben es später zurück in die fertige Brühe. Diese Brühe essen Sie 2-mal in der Woche.
Wenn es keine Gelenke oder Hufe gibt, dann können Sie als Ersatz Rinderknochen verwenden, müssen diese Brühe aber dann 4-mal in der Woche zu sich nehmen.

■ Eine Mischung aus Eierschalen und einem Polivitamin ist ebenfalls nützlich. Dazu pulverisieren (dafür keine Schlagmühle verwenden) Sie die getrockneten Schalen von 30 frischen Eiern, vermischen das Pulver mit 2 Apothekenfläschchen eines Polivitamins, ergänzen 1 ½ l im Wasserbad erwärmten Honig, verrühren alles gut und lassen dann die Mischung für 2 Stunden stehen, dabei hin und wieder umrühren. Von dieser Mischung nehmen Sie täglich 3-mal 1 TL gemischt in Milch ein.

Bewährte Mittel der Volksmedizin sind auch die folgenden Rezepte. Davon können Sie ein beliebiges Rezept auswählen und anwenden:

■ Geben Sie täglich 2-mal ¼ TL Pulver (dafür keine Schlagmühle verwenden) aus trockenen Schalen frischer Eier in das Essen. Diese Zugabe festigt nicht nur die Knochen, sondern auch die Nägel.

■ Übergießen Sie 2 TL getrocknete zerkleinerte Granatapfelschalen (Punica granatum) mit 1 Glas kochendem Wasser, lassen den Aufguss für 30 Minuten unter kleiner Hitze aufkochen, sieben ihn dann durch und drücken die Schalen aus. Danach ergänzen Sie die Flüssigkeit auf 1 Glas und trinken davon täglich 2- bis 3-mal vor dem Essen 1/4 Glas.

■ Nehmen Sie täglich über 1 Monat 30 Minuten vor dem Frühstück 0,2 g gelöstes Mumijo (Depuratus Mumijo, siehe S. 113 f.) ein und trinken 1/2 Glas warme Milch nach.

■ Reiben Sie 2-mal am Tag die Bruchstelle mit Weißtannenöl (Abies alba) ein. Das Öl beschleunigt das Zusammenwachsen des Knochens. Ebenfalls eignet es sich für die Behandlung von Prellungen.

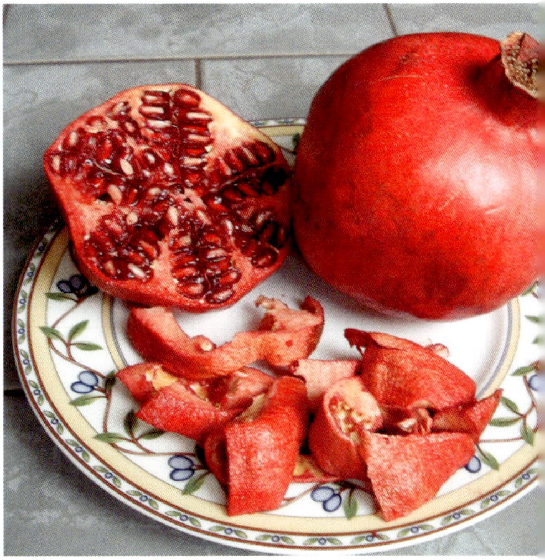

Granatapfel *(Punica granatum)*

■ Übergießen Sie 2 bis 3 EL getrocknetes gehacktes Sumpf-Ruhrkraut (Gnaphalium uliginosum) in einer Thermoskanne mit ½ l kochendem Wasser, lassen den Aufguss 2 bis 3 Stunden stehen und sieben ihn dann durch. Davon trinken Sie täglich über 3 Wochen 2-mal 1/2 Glas verteilt auf einen Zeitraum von 20 bis 30 Minuten.

Prellungen und Zerrungen

Häufig führt ein Stoß nicht zu einem auf der Haut sichtbaren Bluterguss. Die Schädigung der Organe oder Körperteile durch die direkte von außen einwirkende stumpfe Gewalt bleibt ohne sichtbare Verletzung auf der Haut. Dennoch kommt es zu einem Ödem des Gewebes und aus den beschädigten Blutgefäßen tritt Blut in das umliegende Gewebe. Ähnlich verhält es sich bei einer Quetschung, einer Zusammenpressung des Körpergewebes.
Für die Behandlung von Prellungen kennt die Russische Volksmedizin verschiedene bewährte Rezepte. Sie normalisieren den Zustand des Körpergewebes und beschleunigen die Heilung.

- Sehr wirksam ist die Kompresse aus frischem Wermutkraut (Artemisia absinthium). Dazu zerknüllen Sie das Kraut, legen es vor dem Schlafen auf den wunden Punkt und fixieren die Kompresse mit einem Verband, die Heilung tritt sehr bald ein. Diese Kompresse hilft auch bei Ödemen.

- Ein silberner Löffel lindert sehr gut den Schmerz einer Prellung. Dazu reiben Sie am Tag der Verletzung die geprellte Stelle mit dem Löffel 3- bis 4-mal über 3 bis 4 Minuten ein.

Bewährte Mittel der Volksmedizin sind auch die folgenden Rezepte, von denen Sie ein beliebiges Rezept auswählen können:

- Mischen Sie je 30 g klein gehackte schwarze Kernseife, Salmiakgeist und Kampferpulver (Camphora), ergänzen je 1 Glas Lampenöl und Terpentin (Balsamöl, Kiefernöl), verrühren alles zu einer glatten Masse und bewahren die fertige Salbe an einem warmen Ort auf. Mit dieser Salbe cremen Sie täglich, bis zur Genesung, 2-mal die Prellungen ein.

- Zermahlen Sie 2 EL des homöopathischen Präparats Spongilla lacustris (Badiaga) zu Pulver und mischen es mit 4 EL abgekochtem Wasser. Diese Mischung geben Sie täglich über 5 Tage 2-mal auf den wunden Punkt und umwickeln ihn mit einem Verband.

- Geben Sie über 5 bis 7 Tage 2-mal am Tag 1 frisch geriebene Zwiebel (Allium cepa) oder deren Saft auf ein Stück Stoff, legen es auf den wunden Punkt und fixieren die Kompresse mit einem Verband. Dieses Mittel ist besonders für Prellungen und Zerrungen am Knie geeignet.

▮ Legen Sie täglich über 5 bis 7 Tage 2-mal ein frisches gewaschenes Blatt des Breitwegerichs (Plantago major) auf den wunden Punkt und fixieren die Kompresse mit einem Verband.

▮ Legen Sie täglich über 4 bis 5 Tage 1- bis 2-mal ein frisches Blatt des Weißkohls (Brassica oleracea) auf den wunden Punkt und fixieren die Kompresse mit einem Verband.

▮ Wenn die Finger und die Hände ihre Sensibilität verloren haben, dann helfen heißkalte Bäder. Dazu gießen Sie abwechselnd kaltes und heißes Wasser über die Hände. Die Heilung erfolgt schnell.

Aus der wissenschaftlichen Medizin sind zahlreiche Fälle bekannt, wo an der Stelle einer Prellung nach vielen Jahren eine bösartige Geschwulst entsteht. Dieser Geschwulstbildung beugt die folgende Tinktur vor:

▮ Übergießen Sie 2 zerkleinerte Knoblauchzwiebeln (Allium sativum) in einem dunklen Glas mit ½ l selbst hergestelltem Apfelessig (siehe S. 21 ff.) und stellen das fest geschlossene Glas für 7 Tage an einen kühlen Ort, dabei öfter aufschütteln. Mit dieser Tinktur reiben Sie die betroffene Stelle täglich 1- bis 2-mal über 10 bis 12 Minuten ein. Bei Prellungen im Bereich des Auges machen Sie mit der gleichen Tinktur täglich über 6 bis 8 Tage Kompressen. Dazu feuchten Sie ein Stück Leinen- oder Baumwollstoff damit an und halten es für 30 Minuten an die betroffene Stelle. Diese Tinktur bewahrt ihre Heilqualität für 6 bis 8 Monate.

Die Überdehnung der Kapselbandanteile eines Gelenks oder der Muskeln ist eine sehr häufige Verletzung, besonders bei sportlicher Freizeitaktivität oder im Winter bei Schnee- und Eisglätte.
Für die Behandlung von Zerrungen kennt die Russische Volksmedizin u.a. folgendes bewährtes Rezept. Es hilft dabei, den Zustand des Körpergewebes zu normalisieren und beschleunigt die Heilung.

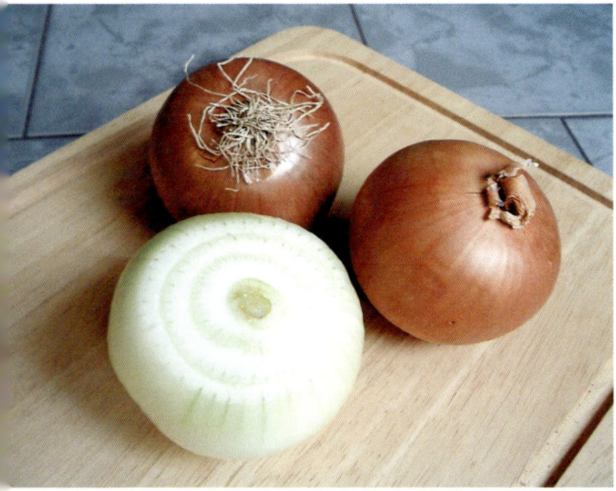

Zwiebel *(Allium cepa)*

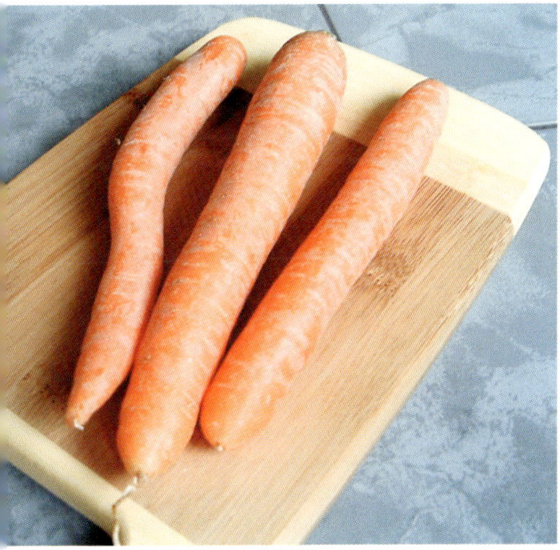

Möhre *(Daucus carota)*

▮ Sehr wirksam ist ein Aufguss aus Wermutkraut (Artemisia absinthium). Dazu übergießen Sie 1 EL getrocknetes zerkleinertes Wermutkraut mit 1 Glas kochendem Wasser und lassen den Aufguss 1 Stunde stehen. Damit tränken Sie Leinen- oder Baumwollstoff und legen den Stoff täglich, bis zur Genesung, 4- bis 5-mal für 20 bis 25 Minuten auf die betroffene Stelle.

Wunden

Wie schwerwiegend eine Wunde ist, hängt von ihrer Tiefe, Keimfreiheit und Ausdehnung ab. Meist entstehen Wunden durch Unfälle, jedoch sind auch absichtliche Schädigungen mittels Waffen oder bedingt durch Operationen möglich. Für die Behandlung von Wunden kennt die Russische Volksmedizin verschiedene bewährte Rezepte. Sie normalisieren den Zustand des Körpergewebes und beschleunigen die Heilung. Davon können Sie ein beliebiges Rezept auswählen und anwenden:

▮ Bei oberflächlichen Wunden geben Sie 2-mal am Tag, bis zur völligen Heilung, den Brei aus gewaschenen und frisch geriebenen Möhren (Daucus carota) auf die Wunde, legen ein Stück Leinen- oder Baumwollstoff darüber und fixieren die Kompresse mit einem Verband.

▮ Die Zwiebel (Allium Cepa) hilft ebenfalls bei oberflächlichen Wunden. Dazu streuen Sie eine dicke Schicht aus Pulver von einigen gut gewaschenen und getrockneten Zwiebelschalen auf die Wunde und fixieren es mit einem Verband. Am nächsten Tag wird die Wunde trocken und ist nach einigen Tagen völlig abgeheilt.

▮ Bei tiefen und lange nicht zuheilenden Wunden wirkt die Mischung aus Honig und Fischtran im Verhältnis 1 zu 1. Geben Sie diese Mischung täglich, bis zur völligen Heilung, 2-mal auf die Wunde und fixieren sie mit einem Verband.

▮ Bei eitrigen Wunden kann die Erdbeere (Fragaria) helfen. Dazu geben Sie täglich den frischen Brei (mit dem Saft) aus ei-

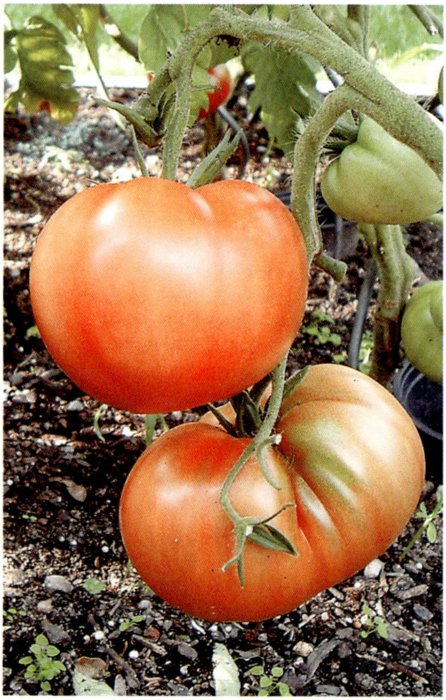

Tomate *(Solanum lycopersicum)*

nigen gewaschenen und durch den Fleischwolf gedrehten Blättern der Erdbeere 2-mal auf die Wunde und fixieren ihn mit einem Verband. Wiederholen Sie die Prozedur bis zur vollständigen Heilung.

Bei eitrigen Wunden sind reife Tomaten (Solanum lycopersicum) ein Tipp. Dazu geben Sie täglich den frischen Brei aus einigen gewaschenen und durch den Fleischwolf gedrehten Tomaten 2-mal auf die Wunde und fixieren sie mit einem Verband. Wiederholen Sie die Prozedur bis zur vollständigen Heilung.

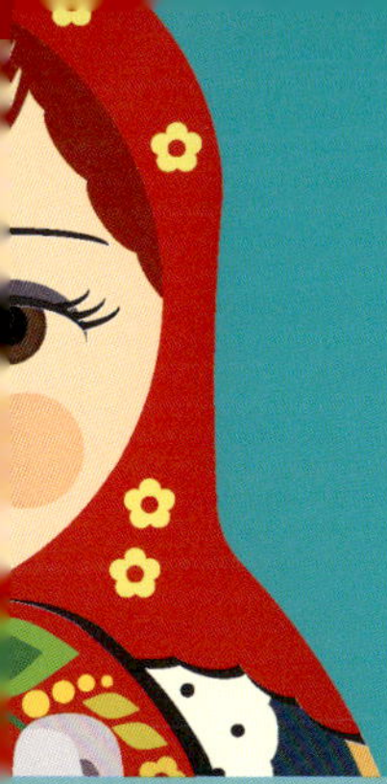

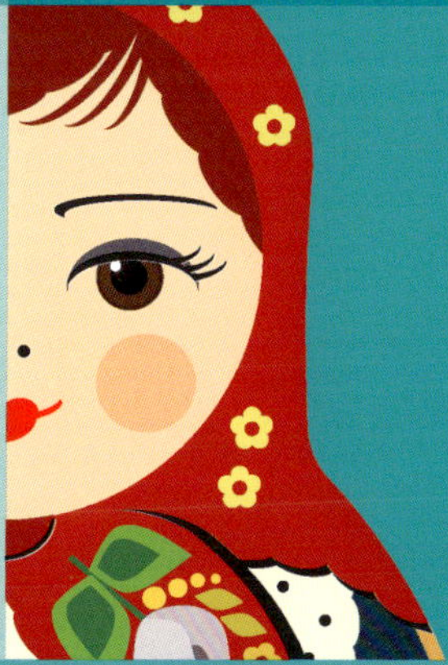

WIRBELSÄULE UND GELENKE

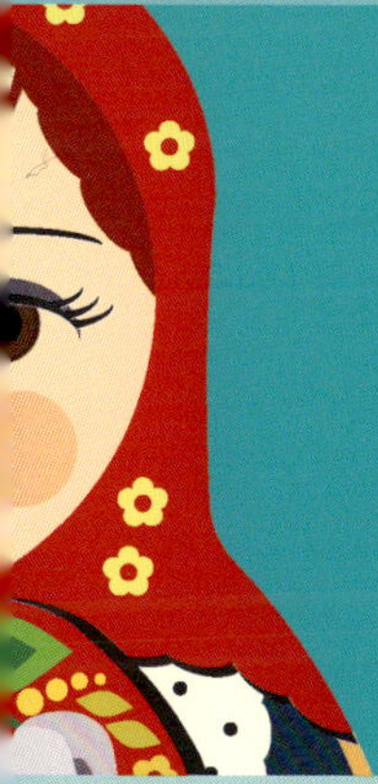

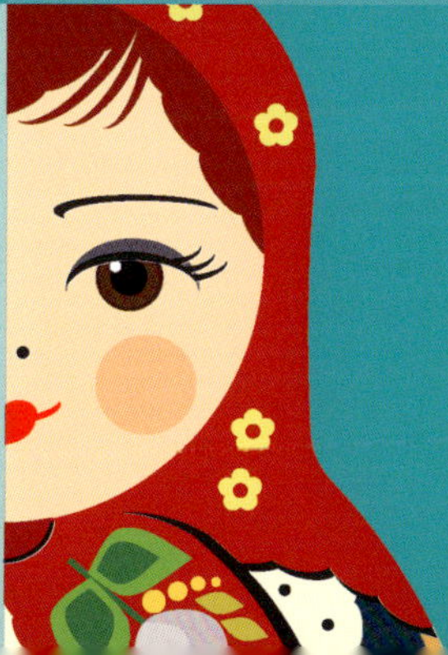

Fersensporn

Ein Fersensporn (Kalkaneussporn) ist relativ häufig. Bei vielen Menschen verläuft er über sehr lange Zeit ohne Beschwerden und wird nur zufällig erkannt. Es ist ein Knochenauswuchs, der sich am Sehnenansatz von Muskeln am Fersenbein bildet. Die Ursache sind Mikroverletzungen des Gewebes, die durch Überbeanspruchungen entstehen und die der Organismus selbst heilen möchte. Als »Reparaturmaßnahme« lagert er Knochenmaterial in den Sehnenansatz ein. Durch Reizung kann sich ein Fersensporn entzünden und Schmerzen verursachen. Typische Begleiterscheinungen einer solchen Entzündung sind ein stechender Schmerz beim Auftreten, dumpfe und unregelmäßige Schmerzen im Fersenbereich (auch ohne Belastung), Schmerzen beim Anlaufen, stechender Schmerz unter der Ferse, gelegentliche Schwellungen im Knöchelbereich und je nach Form des Fersensporns eine starke Druckempfindlichkeit am Sehnenansatz oder an der Achillessehne. Ein entzündeter Fersensporn sollte unbedingt behandelt werden, da in seiner Folge die weitere Verschlechterung der Erkrankung und der chronische Verlauf eintreten können. Das normale Gehen ist dann oft nicht mehr möglich.

Für die Behandlung eines Fersensporns kennt die Russische Volksmedizin verschiedene bewährte Rezepte. Sie lindern den Schmerz, die Entzündung und wirken rückbildend auf den Fersensporn.

- Ein altes Volksmittel ist die Salbe aus Ei und Essig. Übergießen Sie 1 Ei mit Schale in einem kleinen Glas mit Essigessenz (70 %) und stellen es fest geschlossen für 2 bis 3 Tage an einen dunklen Ort, bis sich die Schale aufgelöst hat. Sie nehmen das Ei vorsichtig heraus, entfernen den Hautfilm, verrühren es gut, ergänzen 1 gestrichenen TL Jodsalz, dann 1 EL erwärmte Sahnebutter (erwärmen Sie die Butter unter sehr kleiner Hitze, bis sie nicht mehr schäumt, und lassen sie dann etwas abkühlen) und vermischen alles zu einer glatten Masse. Danach ergänzen Sie die Essiglösung mit der aufgelösten Eierschale (gewöhnlich löst sich die Eierschale nicht völlig auf, es verbleiben weiche Reste), vermischen nochmals alles gut und bewahren die fertige Salbe in einer kleinen Glasbüchse auf.

Mit dieser Salbe reiben Sie täglich, bis zur völligen Genesung, vor dem Schlafen den wunden Punkt ein. Zum Anfang der Behandlung belassen Sie die Salbe nur 1 Minute auf dem Punkt, später 3 bis 4 Minuten, und wischen sie dann ab. Den von der Salbe gereinigten Punkt bedecken Sie mit einem warmen Schal und fixieren ihn mit einem Verband.

Beachten Sie: Für Kompressen darf diese Salbe nicht verwendet werden, denn es kann dadurch zu einer schweren Schädigung der Haut kommen.

▌Der Ton hat im Volk eine lange Tradition. Dazu vermischen Sie weißen, rosafarbenen oder blauen Ton (siehe S. 99 ff.) mit Molke zu einem weichen Fladen. Diesen frisch zubereiteten Fladen geben Sie täglich, bis zur völligen Genesung, alle 2 Stunden auf den wunden Punkt, decken ihn mit Kunststofffolie ab, legen darüber ein warmes Wolltuch und fixieren die Kompresse mit einem Verband. Diese Kompresse können Sie auch über Nacht behalten, besonders wird sie nach warmen Fußbädern empfohlen.

▌Zur schnellen Schmerzlinderung wurde früher ein chemischer »Bleistift« verwendet. Heute ersetzt ein gewöhnlicher Kugelschreiber von violetter oder blauer Farbe diesen Stift erfolgreich. Übertuschen Sie täglich, bis der Schmerz verschwunden ist, morgens und abends mit dem Kugelschreiber auf dem Fersensporn eine Fläche in der Größe von etwa einem 2-Cent-Stück.

Bewährte Mittel der Volksmedizin für die Rückbildung eines Fersensporns sind auch die folgenden Rezepte. Davon können Sie ein beliebiges Rezept auswählen und anwenden:

▌Umwickeln Sie täglich über 4 bis 6 Wochen die Ferse mit Aluminiumfolie.

▌Lösen Sie je 4 Tabletten »Analgin« und »Aspirin« in 100 ml Jod auf und lassen die Mischung für einige Tage stehen. Mit dieser Mischung cremen Sie 1-mal am Tag den Sporn ein, bis er sich zurückgebildet hat. Das zusätzliche tägliche Klopfen mit der Ferse auf den Fußboden beschleunigt den Prozess der Rückbildung.

Gicht

Von der Gicht (Urikopathie) sind häufig Menschen mit Übergewicht, Zuckerkrankheit und erhöhten Blutfettwerten betroffen. Der Auslöser dieser Erkrankung sind Stoffwechselstörungen im Zusammenhang mit einem hohen Harnsäurespiegel. Meist tritt der erste Gichtanfall zwischen dem 40. und 60. Lebensjahr auf. Typisch für die Gicht ist der Verlauf der Krankheit in Schüben. Bei unzureichender Behandlung kommt es dabei zur Ablagerung von Harnsäurekristallen in Gelenken und Geweben und in deren Folge zur gelenknahen Knochenschädigung und zu Veränderungen des Knorpels. Langfristig können die Schädigung oder sogar das Versagen der Nieren hinzukommen. Zu den charakteristischen Begleiterscheinungen eines Gichtanfalls gehören plötzlich auftretende starke Schmerzen in einem Gelenk und heftige Schmerzen bei seiner Berührung. Das Gelenk schmerzt stark, schwillt an, wird heiß und gerötet. Dabei können auch Fieber und Kopfschmerzen auftreten. Meist ist ein Großzehengrundgelenk betroffen,

aber auch andere Gelenke kommen dafür infrage. Nach mehreren überstandenen Anfällen entwickelt sich die chronische Verlaufsform der Gicht, die mit verschiedenen Begleiterkrankungen verbunden sein kann. Ein unbehandelter Gichtanfall dauert gewöhnlich 5 bis 7 Tage. Dabei kann die Zeitdauer der Anfälle im Verlauf der Erkrankung zunehmen.
Für die Behandlung einer Gicht kennt die Russische Volksmedizin verschiedene bewährte Rezepte.

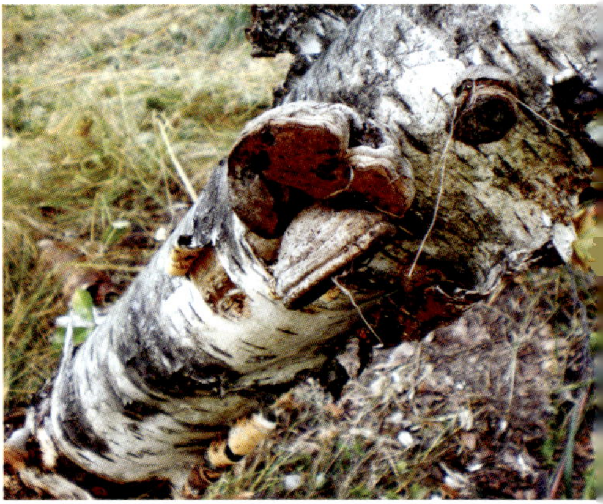
Junger Chaga *(Inonotus obliguus)*

Die strenge Beachtung einer diätbezogenen Ernährung kann zur spürbaren Verbesserung des Befindens und sogar zur vollständigen Heilung führen. Allgemein gültig für diese Art der Ernährung ist, dass aus der täglichen Nahrung alle Lebensmittel, die reich an Purine sind, ausgeschlossen oder wesentlich verringert werden. Dazu gehören Schweinefleisch, Rindfleisch, Kalbfleisch, Hammelfleisch, Rinderleber, Niere, Gehirn, Lunge, Fleischbrühe, Gans, Huhn, Zander, Hecht, Hering, Kabeljau oder Dorsch, Sprotten, Sardinen, Bohnen, Erbsen, Linsen, Spinat, Steinpilz und Milchpilz (Waldpilzarten). Zu den Lebensmitteln, die bei Gicht günstig sind, weil sie wenig Purine enthalten, gehören Milch, Schweizer Käse, Hühnereier, Kaviar, Möhren, Weiß- und Schwarzbrot, Buchweizen- und Graupengrützen, Reis, Hirse, Haferflocken, Äpfel, Birnen, Aprikosen, Orangen, Weintrauben, Hasel- und Walnüsse.

Für die Ernährung wird außerdem empfohlen, dass nicht mehr als 1 bis 1,1 g Fett je 1 kg Körpergewicht, 7 g Speisesalz und mindestens 2 bis 2 ½ l Flüssigkeit täglich aufgenommen werden. Das trägt dazu bei, dass sich weniger Harnsäureablagerungen im Organismus bilden. Bei starkem Übergewicht ist es außerdem wünschenswert, den allgemeinen Kaloriengehalt in der täglichen Nahrung zu reduzieren. Kaffee, Kakao, schwarzen Tee sowie Alkohol sollten Sie meiden, da sie den Abbau der Harnsäure im Organismus behindern.

Ein altes Volksmittel bei der Behandlung der Gicht sind Methoden zur »Reinigung des Organismus«, zum Beispiel mithilfe des Reisfrühstücks. Dazu geben Sie am Abend 2 EL Reis in einen Topf, übergießen ihn mit 1 l kaltem Wasser und lassen ihn bis zum Morgen stehen. Am Morgen gießen Sie das Wasser ab, übergießen den Reis mit frischem Wasser, lassen ihn unter ständigem Rühren für 2 bis 3 Minuten aufkochen und gießen dann erneut das Wasser ab. Diese Prozedur wiederholen Sie 4-mal und geben dann den Reis in ein Sieb. Diesen auf diese Art gewonnenen Reis essen Sie täglich über 45 Tage zum Frühstück auf nüchternen Magen und nehmen danach für die nächsten 3 bis 4 Stunden keine andere Nahrung oder Getränke auf. Diese Reinigungskur wird im ersten Jahr 1-mal pro Halbjahr und ab dem zweiten Jahr 1-mal jährlich empfohlen. Der Reis für diese Kur

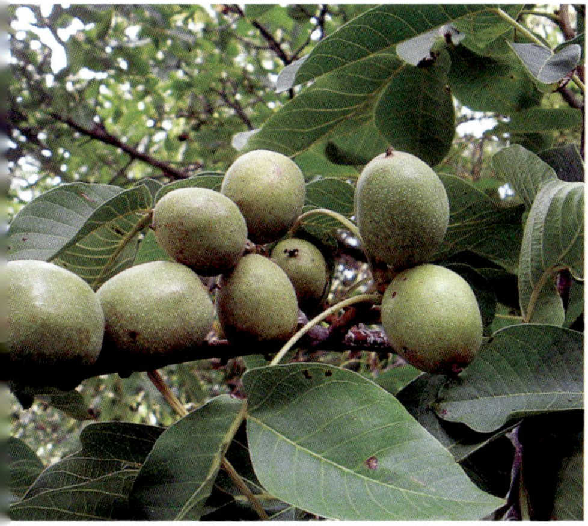

Walnuss *(Juglans regia)*

soll runde Körner haben, da die Sorten mit langen Körnern weniger geeignet sind. Runde Reiskörner werden im Handel gewöhnlich als Milchreis angeboten. Gewöhnlich ist eine derartige Kur auch mit einer Diät und Gewichtsreduzierung verbunden.

Bewährte Mittel der Volksmedizin für die Behandlung der Gicht sind auch die folgenden Rezepte. Sie lindern den Schmerz, die Entzündung und verbessern den Gesundheitszustand des Betroffenen. Davon können Sie ein beliebiges Rezept auswählen und anwenden:

- Geben Sie täglich über 1 Monat 2 bis 3 äußere frische gewaschene und abgeschnittene Weißkohlblätter (Brassica oleracea) über Nacht auf die schmerzende Stelle, decken sie mit Kunststofffolie ab, legen darüber ein Stück Baumwollstoff und fixieren die Kompresse mit einem Verband. Um die Heilung effektiver zu gestalten, können Sie die Blätter zusätzlich mit Honig eincremen.

- Geben Sie den heißen Brei einer gekochten Weißen Zaunrübe (Bryonia alba) täglich über 10 bis 12 Tage über Nacht auf die schmerzende Stelle, decken sie mit Kunststofffolie ab, legen darüber einen warmen Schal und fixieren die Kompresse mit einem Verband oder ziehen wollene Socken an.

- Übergießen Sie 1 EL getrockneten Dreiteiligen Zweizahn (Bidens tripartita) mit 1 Glas kochendem Wasser, lassen den

Aufguss 15 Minuten stehen, sieben ihn dann durch und ergänzen den Aufguss mit heißem Wasser auf das volle Glas. Von diesem heißen Aufguss trinken Sie täglich über 3 Monate 3- bis 4-mal 1 Glas. Der Aufguss soll eine goldene Farbe haben. Ist der Aufguss grünlich oder trübe, kann die heilende Wirkung nicht garantiert werden.

▮ Schmerzlindernd wirkt die Einreibung mit einer Mischung aus Olivenöl und scharfem roten Paprika (Capsicum, dt. Chili oder Peperoni). Dazu übergießen Sie 10 bis 15 g Paprikapulver in einer dunklen Flasche mit 200 ml Olivenöl, vermischen alles gut und stellen die verschlossene Flasche für 9 Tage an einen warmen Ort, dabei täglich aufschütteln. Mit diesem Öl reiben Sie täglich über 10 bis 15 Tage vor dem Schlafen für 3 bis 4 Minuten das kranke Gelenk ein. Der Schmerz verschwindet gewöhnlich bereits nach 3 bis 4 Tagen.

▮ Bei Schwellungen wirkt die Mischung aus 5 Tropfen Ameisenspiritus und 1 EL Wasser. Mit dieser Mischung reiben Sie 1-mal täglich über 5 bis 7 Tage für 3 bis 4 Minuten nur die geschwollenen Bereiche ein. Dabei streichen Sie von oben nach unten.

▮ Bei geschwollenen Gelenken hilft auch eine Kompresse aus Ton (siehe S. 99 ff.). Dazu lösen Sie in 2 ½ EL Wasser je 1 TL Zitronensaft (Citrus x limon) und Honig auf, ergänzen 90 g weißen, rosafarbenen oder blauen Ton, verrühren alles zu einer glatten Masse, lassen dem Ton

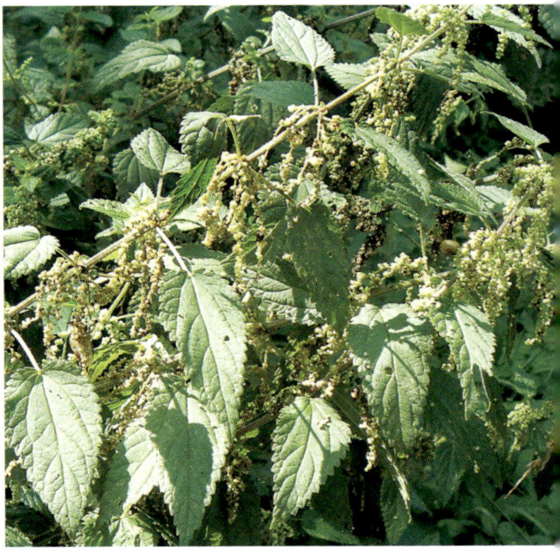

Brennnesselblätter *(Urtica dioica)*

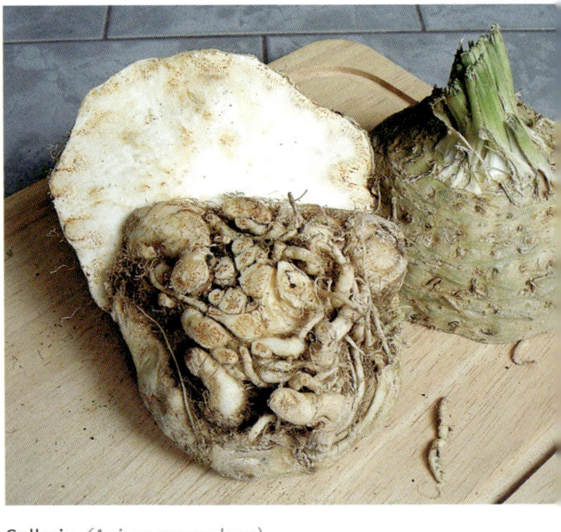

Sellerie *(Apium graveolens)*

Zeit, um sich abzusetzen und gießen die Flüssigkeit ab. Diesen Ton geben Sie über 2 Wochen, nicht mehr als 4- bis 6-mal täglich, in einer dicken Schicht auf eine Serviette, wickeln sie um das kranke Gelenk, decken die Kompresse mit zuvor erwärmtem Stoff ab und behalten sie so für 1 bis 2 Stunden auf dem Gelenk.
Danach waschen Sie die Reste des Tons mit warmem Wasser von der Haut ab.

▪ Der Aufguss aus der Selleriewurzel (Apium graveolens) aktiviert den Mineralaustausch und spült die Purine aus dem Organismus heraus. Dazu übergießen Sie 1 EL gehackte frische Wurzel mit ½ l kochendem Wasser, lassen den Aufguss 4 Stunden stehen und sieben ihn dann durch. Davon nehmen Sie über 21 Tage 3- bis 4-mal am Tag 30 Minuten vor dem Essen 2 EL ein. Nach einer Pause von 14 Tagen können Sie diese Kur wiederholen.

▪ Die Entzündung lindert eine Tonlösung. Dazu vermischen Sie 3 EL zerkleinerte Holunderblüten (Sambucus nigra), 1 EL Brennnesselblätter (Urtica dioica), 1 EL Preiselbeerblätter (Vaccinium vitis idaea), 2 EL Hopfenzapfen (Humulus lupulus) und 1 EL Johanniskraut (Hypericum perforatum), übergießen die Mischung mit ½ l kochendem Wasser und lassen den Aufguss 30 Minuten stehen. Danach sieben Sie den Aufguss durch Mull, ergänzen 2 TL blauen Ton, verrühren alles sorgfältig und sieben die Mischung nochmals durch.
Von diesem Aufguss trinken Sie täglich über 20 Tage 2-mal am Tag 30 Minuten vor dem Essen 1/2 Glas.

▪ Bei nicht infektiösen chronischen Erkrankungen der Gelenke, zum Beispiel fortschreitende Arthritis oder Gicht, verfügen Kompressen aus der Mischung von blauem und weißem Ton (siehe S. 99 ff.) über die nützliche Eigenschaft, die Gelenkentzündung zu verringern.
Dazu vermischen Sie je 100 g erwärmtes Schweinefett und klein gehackte frische Knospen der Birke (Betula), geben die Mischung in einen dicht schließenden Topf oder ein Glas (das Geschirr muss luftdicht zu verschließen sein) und lassen sie einige Tage stehen.

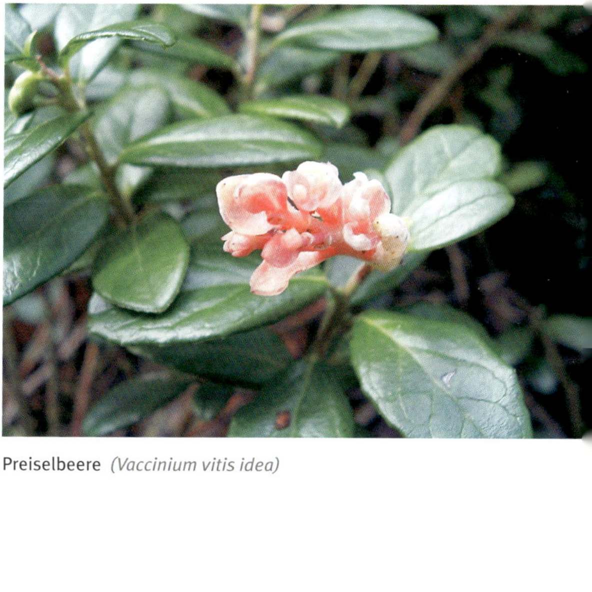

Preiselbeere *(Vaccinium vitis idea)*

Danach geben Sie von der Mischung 2 EL in ein Geschirr, ergänzen je 1 EL weißen und blauen Ton und 1/3 Glas warmes Wasser und verrühren alles zu einer glatten Masse. Etwas davon legen Sie täglich über 2 Wochen 1-mal am Tag auf das kranke Gelenk, geben Kunststofffolie darüber, bedecken sie mit erwärmtem Stoff und behalten die Packung für 25 Minuten auf dem Gelenk.
Nach einer Pause von 7 Tagen wiederholen Sie die Kur.

Hexenschuss

Beim Heben, Bücken oder Drehen tritt bei vielen Menschen plötzlich ein heftiger Rückenschmerz in der Lenden-Kreuzbein-Region auf. Meist kommt dieser Schmerz das erste Mal im mittleren Lebensalter. Danach kann man sich oft nicht mehr gerade halten und nimmt eine gekrümmte Zwangshaltung ein. Die Ursache dieser Erscheinung ist ein akuter Hexenschuss (Lumbago oder Lumbalgie), der durch eine Reizung der sensiblen Nervenwurzeln in der Wirbelsäule ausgelöst wird. Wenn die Erkrankung unzureichend behandelt wird, dann ist nach einem relativ schmerzarmen Zeitraum auch der chronische Verlauf denkbar.
Für die Behandlung eines Hexenschusses kennt die Russische Volksmedizin verschiedene bewährte Rezepte.

- Ein altes Volksmittel zur Schmerzlinderung im Lendenbereich ist der Kupferdraht. Dazu wickeln Sie einen Kupferdraht von 1 mm Durchmesser 3-mal locker um die Taille, säubern die Drahtenden gut, verbinden sie dann miteinander und umwickeln sie mit Isolierband. Diesen »Gürtel« tragen Sie fortwährend auf der Haut, bis die Schmerzen verschwinden.

Bewährte Mittel der Volksmedizin sind auch die folgenden Rezepte. Davon können Sie ein beliebiges Rezept auswählen und anwenden:

- Mischen Sie das Pulver aus einigen Früchten der Rosskastanie (Aesculus hippocastanum) mit etwas Kampferöl (Cinnamomum camphora) oder Schweinefett. Diese Mischung geben Sie täglich, bis zur vollständigen Genesung, in einer

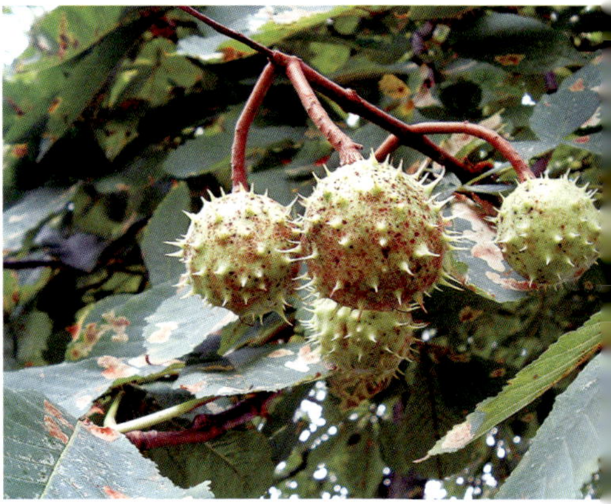

Rosskastanie *(Aesculus hippocastanum)*

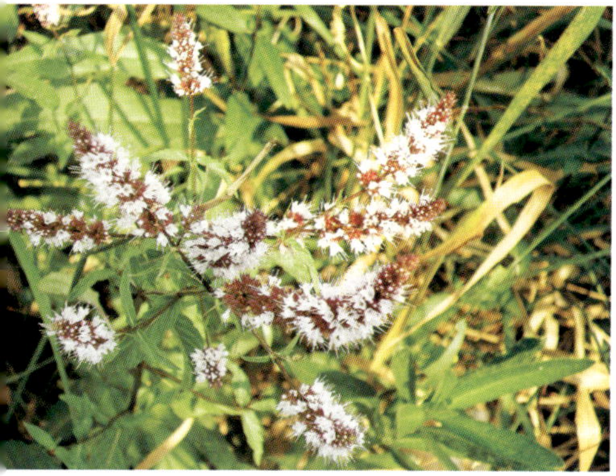

Pfefferminze *(Mentha)*

feinen Schicht auf eine Scheibe Schwarzbrot, legen es mit der Schicht nach unten auf die schmerzende Stelle und fixieren die Kompresse mit einem Verband.

▌ Vermischen Sie das Pulver aus je 2 EL getrockneten Blütenknospen der Birke (Betula), Blättern der Minze (Mentha), Blüten der Kamille (Matricaria chamomilla) und Rinde der Espe (Populus tremula). 3 EL von dieser Mischung übergießen Sie mit 100 ml kochendem Wasser, lassen den Aufguss unter ständigem Rühren für 5 Minuten aufkochen, ergänzen dann je 75 g Butter und Olivenöl, vermischen alles gut und geben die Mischung zum Erkalten in den Kühlschrank. Mit dieser Salbe reiben Sie täglich 3- bis 5-mal über 3 bis 5 Minuten die schmerzende Stelle ein und decken sie dann mit einem warmen Schal ab. Gewöhnlich schwächt sich innerhalb von 1 Woche der Schmerz ab.

▌ Mischen Sie 1 TL Pulver aus getrockneten und zuvor geschälten Früchten der Kapstachelbeere (Physalis peruviana) mit 75 g erwärmter Butter zu einer glatten Masse und reiben mit dieser Salbe täglich über 8 bis 10 Tage morgens und abends sorgfältig die schmerzende Stelle ein.

▌ Mischen Sie 20 ml Kastoröl (Rizinusöl) mit 1 EL Terpentin (Balsamöl oder Kiefernöl) und reiben mit dieser Mischung 2-mal in der Woche vor dem Schlafen die schmerzende Stelle ein.

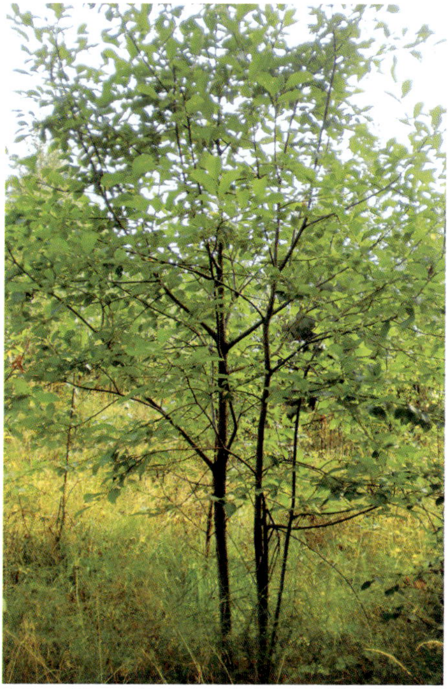

Espe *(Populus tremula)*

▮ Füllen Sie ein Halbliterglas mit frischen weißen Blütenblättern der Blassen Schwertlilie (Iris pallida) und übergießen sie mit Spiritus (70 oder 95 %). Stellen Sie anschließend das fest geschlossene Glas für 21 Tage an einen dunklen Ort, dabei öfter aufschütteln. Den durchgesiebten Auszug füllen Sie in eine dunkle Flasche um und bewahren ihn im Kühlschrank auf. Mit diesem Auszug reiben Sie täglich, bis zur Genesung, morgens und abends die schmerzende Stelle ein.

Hüftgelenksarthrose

Eine Hüftgelenksarthrose (Coxarthrose) ist eine chronische Verschleißerscheinung im Hüftgelenk. In den Hüftgelenken, die zu den stark belasteten Gelenken unseres Körpers zählen, kommt es – abhängig vom Lebensalter – früher oder später zu Verschleißvorgängen, die durch die Abnützung des Knorpelüberzugs charakterisiert sind und deren Beweglichkeit einschränken. Der Gelenkknorpel wird zerstört und die Gelenkpfanne des Hüftknochens sowie der Gelenkkopf des Oberschenkelknochens verformen sich. Typische Begleiterscheinungen dieser Erkrankung sind der Schmerz bei ersten Schritten nach einer Ruhepause, besonders am Morgen, und Schmerzen in der Leiste, die bis in den Oberschenkel ausstrahlen können, vor allem bei Belastung und Wetterumschwüngen. Bis heute kann eine Hüftgelenksarthrose leider nicht geheilt werden. Allerdings lässt sich der Verlauf der Erkrankung günstig beeinflussen.

Allgemein wird bei Hüftgelenksarthrose die regelmäßige Darmentleerung empfohlen, denn durch den Stuhlgang werden die im Organismus angesammelten Schlacken ausgeschieden. Ebenfalls soll zu viel gebratenes, scharfes, salziges und fettiges Essen vermieden werden.

Für die Behandlung einer Hüftgelenksarthrose kennt die Russische Volksmedizin verschiedene bewährte Rezepte.

▮ Die regelmäßige Einnahme einer Brühe aus Rindergelenken oder -hufen (besonders geeignet) kann den Organismus bei der Reparatur des Gelenkknorpels unterstützen. Dazu übergießen Sie 1 kg Gelenke oder Hufe mit 2 l kaltem Wasser und kochen sie für 3 bis 4 Stunden (wie für eine Sülze). Das Fleisch lösen Sie bereits nach seiner Garzeit ab und geben es später zurück in die fertige Brühe. Von dieser Brühe trinken Sie täglich 3-mal 30 Minuten vor dem Essen 200 ml.

▮ Bei schmerzenden Sehnen und Muskeln wirkt das Schöllkrautöl (Chelidonium majus). Dazu übergießen Sie 8 TL getrocknetes Kraut mit 1 l Olivenöl und stellen die Mischung für 2 Wochen an einen warmen Ort, dabei öfter aufschütteln.

Mit diesem erwärmten Öl reiben Sie täglich morgens und abends die schmerzende Stelle ein, decken sie dann warm ab und verbinden sie.
Beachten Sie: Schöllkraut ist giftig! Eine Überdosierung sollte vermieden werden.

▮ Sehr wirksam lindert die Schmerzen und die Entzündung die Einreibung mit einer Salbe aus der Weißen Zaunrübe (Bryonia alba). Dazu vermischen Sie 200 g geriebene Wurzel mit 300 bis 400 g frischem Schweinefett, lassen die Mischung unter ständigem Rühren für 5 bis 7 Minuten auf kleiner Hitze aufkochen und dann abkühlen. Mit dieser Salbe reiben Sie täglich vor dem Schlafen das kranke Gelenk ein und verbinden es.

Bewährte Mittel der Volksmedizin sind auch die folgenden Rezepte. Sie lindern den Schmerz, die Entzündung und verbessern allgemein den Gesundheitszustand des Betroffenen. Davon können Sie ein beliebiges Rezept auswählen und anwenden:

▮ Bei der Entzündung des Hüftgelenks und auch anderer Gelenke wirken die Blätter des Flammenden Käthchens (Kalanchoe blossfeldiana). Dazu reißen Sie große Blätter von der Pflanze ab, waschen sie am Abend aus und legen sie in den Kühlschrank. Am Morgen nehmen Sie davon 3 Blätter, klopfen mit einem hölzernen Hammer auf sie ein (bis der Saft austritt), legen sie auf das Gelenk, fixieren die Kompresse mit einem Verband und tauschen sie häufig aus. Gewöhnlich verliert sich die Entzündung nach 3 Tagen.

▮ Vermischen Sie die geriebene Masse aus 3 geschälten und entkernten Zitronen (Citrus x limon), 250 g Selleriewurzel (Apium graveolens) und 120 g Knoblauch (Allium sativum), geben die Mischung in ein 3-l-Glas, füllen es mit kochendem Wasser auf, verschließen es und wickeln es über Nacht in eine isolierende Decke ein. Von diesem Sud trinken Sie täglich über 3 Monate morgens auf nüchternen Magen 30 Minuten vor dem Essen 70 ml.

▮ Schmerzlindernd wirkt auch der frische Saft aus den Blättern der Großen Klette (Arctium Lappa). Dazu trinken Sie täglich

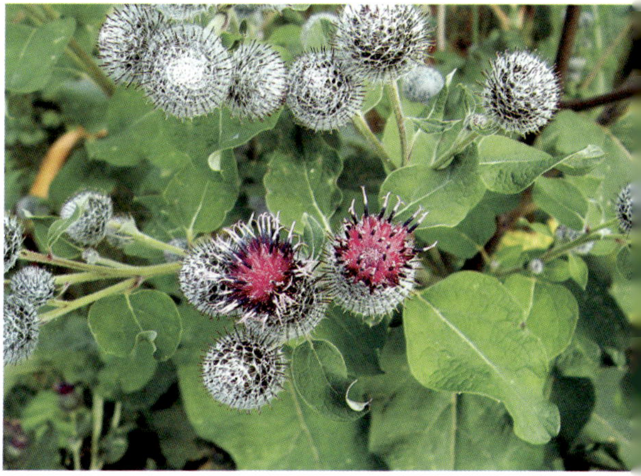

Große Klette *(Arctium Lappa)*

morgens auf nüchternen Magen 30 Minuten vor dem Essen 30 ml Saft. Zusätzlich sollten Sie 3-mal täglich 1 TL Bienenblütenstaub einnehmen und anschließend warmes Wasser nachtrinken.

Ischias

Bei vielen Menschen tritt beim Heben, Bücken oder Drehen plötzlich ein heftiger bohrender Schmerz in der Hüftgegend auf, der bis ins Bein zieht. Hinzu können im betroffenen Bein Gefühlsstörungen und Lähmungen auftreten. Meist tritt dieser Schmerz zuerst ganz ohne Vorwarnung im mittleren Lebensalter auf. Danach kann man sich oft nicht mehr gerade halten und nimmt eine gekrümmte Zwangshaltung ein. Die Ursache dieser Erscheinung ist eine Ischialgie (kurz Ischias), deren häufigster Auslöser degenerative Veränderungen der beiden unteren Bandscheiben der Lendenwirbelsäule sind. Der wesentliche spürbare Unterschied zum Hexenschuss besteht darin, dass der Ischiasschmerz nicht auf den Rücken begrenzt ist, sondern bis in das Bein zieht. Allerdings können Ischias und Hexenschuss auch gemeinsam auftreten. Schmerzauslöser ist ein starker Druck auf die Wurzel eines der beiden Ischiasnerven, die die Beine versorgen.

▌Ein altes sehr wirksames Mittel beim Ischiasschmerz ist die Kompresse aus reinem Bienenwachs. Dazu erwärmen Sie 50 g Bienenwachs im Wasserbad (es sollte weich wie Plastilin werden) und formen daraus einen 1 cm breiten Fladen. Diesen Fladen legen Sie täglich über Nacht auf die Stelle, die am meisten schmerzt, decken ihn mit Kunststofffolie ab, legen darüber einen warmen Schal und fixieren die Kompresse mit einem Verband. Nach 4 bis 5 Tagen verschwindet der Schmerz gewöhnlich vollständig. Das Wachs können Sie mehrmals verwenden, Sie müssen es jedoch vor jeder weiteren Anwendung bis zum flüssigen Zustand erhitzen und danach abkühlen lassen.

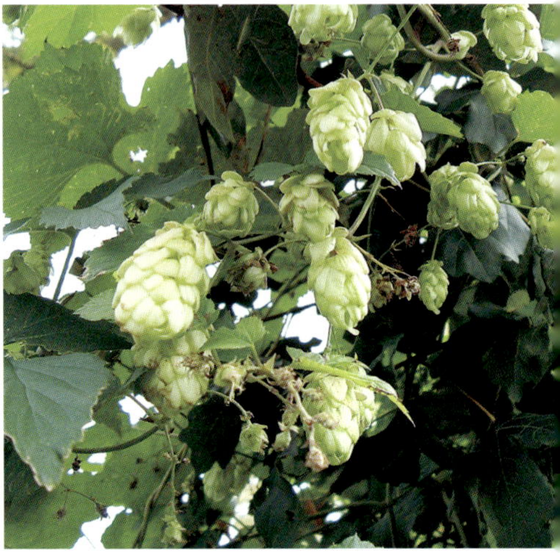

Hopfenzapfen *(Humulus lupulus)*

Bewährte Mittel der Volksmedizin sind auch die folgenden Rezepte. Sie lindern den Schmerz und die Entzündung.

Davon können Sie ein beliebiges Rezept auswählen und anwenden:

▌ Vermischen Sie das Pulver der Echten Färberröte (Rubia tinctorum) mit Pflanzenöl im Verhältnis 1 zu 30. Mit dieser Mischung reiben Sie 3-mal täglich den schmerzenden Punkt ein, decken ihn mit Kompressenpapier ab, legen darüber ein warmes Tuch und fixieren die Kompresse mit einem Verband.

▌ Übergießen Sie am Abend 3 EL getrockneten Hopfenzapfen (Humulus lupulus) in einer Thermoskanne mit ¾ l kochendem Wasser, lassen die geschlossene Kanne über Nacht stehen und sieben dann den Aufguss durch. Von diesem Aufguss trinken Sie täglich 2-mal 1 Glas und verwenden den übrigen Aufguss für warme Kompressen.

▌ Übergießen Sie am Abend 2 EL getrocknetes Kraut der Heilziest (Stachys officinalis) in einer Thermoskanne mit ½ l kochendem Wasser, lassen die geschlossene Kanne über Nacht stehen und sieben dann den Aufguss durch. Von diesem Aufguss trinken Sie täglich 4-mal 30 Minuten vor dem Essen 100 ml.

▌ Mischen Sie 20 ml Kastoröl (Rizinusöl) mit 1 EL Terpentin (Balsamöl oder Kiefernöl) und reiben mit dieser Mischung 2-mal in der Woche vor dem Schlafen den wunden Punkt ein.

▌ Mischen Sie das Pulver aus einigen getrockneten Blättern des Ampfers (Rumex) mit Kampferöl (Cinnamomum camphora) und reiben mit dieser Mischung täglich 3-mal den wunden Punkt ein.

Osteochondrose

Die Osteochondrose zählt heute in den westlichen Industrienationen zu den Volkskrankheiten und ist eine degenerative Knochen- und Knorpelveränderung an den Gelenken und der Wirbelsäule. Häufigste Ursache ist eine andauernde und chronische Fehlbelastung der Wirbelsäule. Die Erkrankung nimmt oft schon im Alter von zwanzig bis dreißig

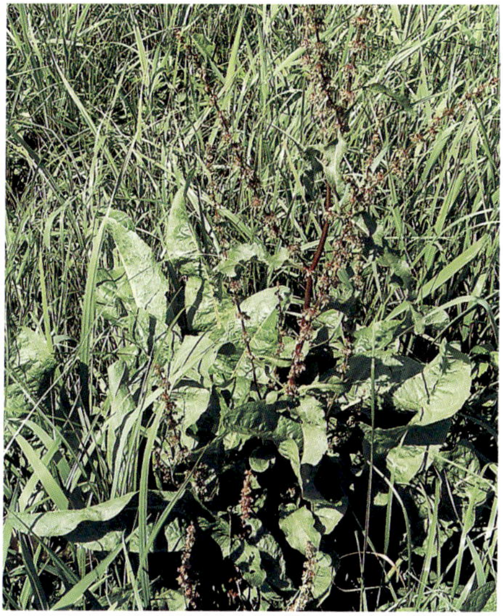

Ampfer *(Rumex)*

Jahren ihren Anfang, entwickelt sich jedoch hauptsächlich erst nach dem vierzigsten Lebensjahr. Bereits beim jungen Menschen beginnen sich die Bandscheiben in der Wirbelsäule zu verändern. Sie verlieren an Umfang, Flüssigkeit und Elastizität. Dadurch wird die Verbindung zwischen den Wirbeln gestört und die Wirbelsäule hört auf flexibel zu sein. Die Erkrankung beginnt mit Störungen im Flüssigkeitsaustausch der Bandscheiben, die zur Unterversorgung mit notwendigen Nährstoffen führt, eine störungsfreie Funktion ist nicht mehr gewährleistet. Am Ende dieser Entwicklung können die Bandscheiben nicht mehr als fester und sicherer Dämpfer fungieren. Im Anfangsstadium der Krankheit bemerken die Betroffenen oft Schwindel, Kopfschmerz, Schlaflosigkeit, Angespanntheit in den Muskeln und schlechte Stimmung. Hinzu kommen starke Schmerzen in der Lende und im Rücken, sowie beim Gehen oder Laufen. Alle haben ihren Ausgangspunkt im Gebiet des Spinalganglion. Nervenschmerzen, Hexenschuss, Radikulitis, Krämpfe und Schmerzen in den Schenkeln, Ischias, Herzrhythmusstörung und andere Erscheinungen können alle Merkmale einer Osteochondrose sein. Die in der Wirbelsäule ablaufenden Veränderungen wirken sich auf viele Organe negativ aus, die von den Nervenstämmen aus dem Rückenmark abhängig sind. Damit können sich Schmerzen der Leber, der Galle, des Herzens und des Darms erklären. An allen diesen Entwicklungen sind wir jedoch selbst schuld. Wir schenken der Wirbelsäule zu wenig Beachtung, sei es durch Übergewicht, Überlastungen durch einseitige Körperhaltungen oder falsches Heben von Lasten. Die Erkrankung ist tückisch und kann Jahre andauern, wobei sie immer mehr auch jüngere Generationen erfasst. Allerdings kann das Entstehen und Fortschreiten einer Osteochondrose mit speziellen gymnastischen Übungen, durch eine gesunde Ernährung und die Vermeidung von Übergewicht verhindert bzw. aufgehalten werden.
Für die Behandlung einer Osteochondrose kennt die Russische Volksmedizin verschiedene bewährte Rezepte. Sie lindern den Schmerz, den Muskelkrampf und die distrophischen Veränderungen in der Wirbelsäule. Somit helfen sie dabei, die normale Arbeit der Nervenwurzeln, der Muskeln und die Beweglichkeit der Wirbelsäule wiederherzustellen.

▌Das Fortschreiten der Osteochondrose kann die Einnahme von Kapseln aus Fischtran verhindern. Dazu nehmen Sie täglich über 2 Monate 4- bis 5-mal nach dem Essen 1 Kapsel mit etwas Wasser ein.

▌Sehr wirksam ist die Einreibung mit einer Mischung aus Pulver der Echten Färberröte (Rubia tinctorum) und Pflanzenöl im Verhältnis 1 zu 30. Mit dieser Mischung reiben Sie 2-mal am Tag den wunden Punkt ein, decken ihn mit Kompressenpapier ab, legen darüber ein warmes Tuch und fixieren die Kompresse mit einem Verband.

▪ Für die Auflösung von Salzablagerungen in der Wirbelsäule und in den Gelenken ist der Sud der Echten Färberröte (Rubia tinctorum) zu empfehlen. Dazu übergießen Sie 1 EL frischer zerstoßener Wurzel mit 1 Glas kochendem Wasser, lassen den Aufguss für 10 Minuten im Wasserbad kochen, dann abkühlen und sieben ihn durch. Von diesem Sud trinken Sie 2-mal am Tag (morgens und abends) vor dem Essen 100 ml.
Alternativ können Sie auch 1 g getrocknete und zerstoßene Wurzel 3-mal am Tag vermischt mit 50 bis 100 ml warmem Wasser einnehmen.

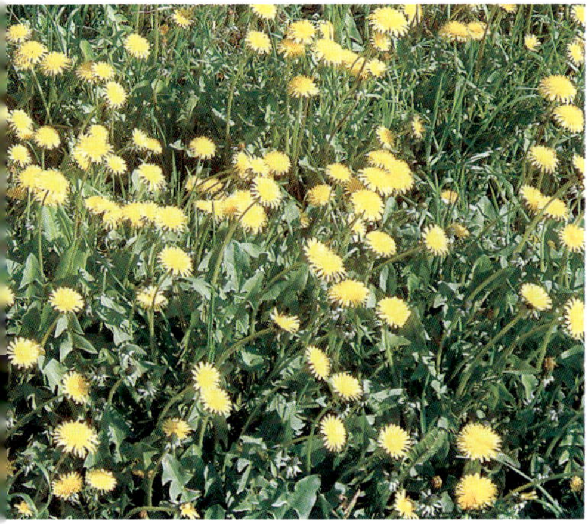

Löwenzahn *(Taraxacum)*

▪ Salzkompressen sind ein altes wirksames Mittel. Dazu lösen Sie in 700 bis 900 ml kochendem Wasser 100 g grobes Speise- oder Meersalz vollständig auf. Diese Salzlösung kann aufbewahrt und für mehrere Kompressen verwendet werden. Vor dem Gebrauch erwärmen Sie die Lösung, durchfeuchten darin ein Stück doppelt zusammengelegten Leinen- oder Baumwollstoff und legen diese Kompresse 1-mal am Tag für 2 Stunden auf den wunden Punkt.

▪ Vermischen Sie je 1 Glas Honig, frischen Saft der Aloe (Aloe vera), des Rettichs (Raphanus) und Spiritus sowie 1 TL Senfpulver. In dieser Mischung durchfeuchten Sie täglich vor dem Schlafen einen Leinen- oder Baumwollstoff, geben es auf den wunden Punkt, decken es mit Kunststofffolie ab, legen ein warmes Tuch darüber und fixieren die Kompresse mit einem Verband.

▪ Kompressen mit einem alkoholischen Auszug aus getrockneten Blütenknospen der Rosskastanie (Aesculus hippocastanum) und entweder den zerkleinerten getrockneten Wurzeln des Löwenzahns (Taraxacum) oder des Beinwells (Symphytum) können ebenfalls helfen. Füllen Sie zu 1/3 ein 2-l-Glas mit den Pflanzenteilen (im Verhältnis 1 zu 1), übergießen sie mit 400 ml Wodka (40 %) und stellen das fest geschlossene Glas für 10 Tage an einen warmen Ort, dabei täglich auf-

schütteln. Wichtig: Sieben Sie den Auszug danach nicht durch!
Für eine Kompresse erwärmen Sie einen kleinen Teil bis auf 30 °C. Danach durchfeuchten Sie darin ein doppelt zusammengelegtes Stück Leinen- oder Baumwollstoff, legen es täglich vor dem Schlafen auf den wunden Punkt, decken es mit Kunststofffolie ab und fixieren die Kompresse mit einem wärmenden Verband.

- Übergießen Sie 1 Glas frischer Blütenknospen des Flieders (Syringa) in einer Flasche mit ½ l Wodka (40 %) und lassen die fest geschlossene Flasche 7 bis 10 Tage stehen, dabei öfter aufschütteln. Mit diesem Auszug reiben Sie 2-mal am Tag (morgens und abends) den wunden Punkt ein.

- Geben Sie zur Hälfte in eine Halbliterflasche frische Blütenknospen des Flieders (Syringa), füllen sie dann mit Spiritus oder Wodka (40 %) auf und stellen die fest verschlossene Flasche für 3 Wochen an einen dunklen Ort, dabei täglich aufschütteln. Danach sieben Sie die Flüssigkeit durch und füllen den Auszug in eine neue Flasche um.
Davon nehmen Sie täglich über 3 Monate 3-mal vor dem Essen 30 Tropfen auf 1 EL Wasser ein.

- Den Schmerz lindert die Mischung aus je 1 Glas Sonnenblumenöl und Petroleum

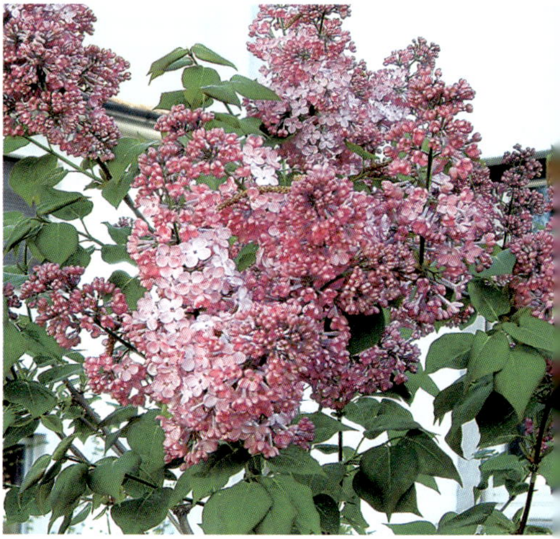

Flieder *(Syringa)*

und einem feinen Brei aus 5 bis 10 scharfen roten Paprikafrüchten (Capsicum, Chili oder Peperoni). Die Mischung geben Sie in ein Glas und stellen es fest verschlossen für 9 Tage an einen warmen Ort, dabei täglich aufschütteln. Mit dieser Mischung reiben Sie die schmerzende Stelle vor dem Schlafen ein und ziehen am Morgen wollene Unterwäsche und Socken an.

Rheuma

Rheuma beinhaltet Beschwerden am Stütz- und Bewegungsapparat, die jede Altersgruppe betreffen können. Es ist nicht nur eine Krankheit älterer Menschen. Heute sind etwa 450 Erkrankungsformen bekannt, die sich im Beschwerdebild, Verlauf und in der Prognose sehr unterscheiden. Allein in Deutschland leidet etwa jeder Vierte an einer Form des Rheumas. Immer öfter sind auch sehr junge Menschen davon betroffen. Gemeinsam ist allen Erkrankungsformen die Autoimmunerkrankung. Diese zeigt sich in der Störung des Immunsystems, was dazu führt, dass sich der Körper selbst angreift. Typische Beschwerden sind reißende und ziehende Schmerzen, Schwellungen oder Ergüsse in den Gelenken, die oft mit funktionellen Einschränkungen verbunden sind. Die Erkrankung kann akut und chronisch verlaufen. Für die Betroffenen bedeutet das Rheuma eine erhebliche Einschränkung der Lebensqualität, oft verbunden mit einer langen Leidenszeit.

Für die Behandlung von Rheuma kennt die Russische Volksmedizin verschiedene bewährte Rezepte. Sie besänftigen den Schmerz und die Entzündung.

Ein sehr altes und hochwirksames Mittel beim chronischen Rheuma ist das Bad in der russischen Sauna. Sie sollten die Sauna jedoch nicht im akuten Erkrankungszustand oder mit Fieber aufsuchen. Menschen mit Entzündungen, mit akuten Infektionskrankheiten, mit Herz-Kreislauf-Krankheiten, mit Venenthrombosen oder Krampfadern wird im Allgemeinen vom Besuch einer Sauna abgeraten.

Gegebenenfalls sollten ältere Menschen ihren Hausarzt befragen, ob ein Saunabesuch medizinisch unbedenklich ist.

Trinken Sie vor dem Bad in großen Schlücken 1 Glas warmen Aufguss aus den Wurzeln der Großen Klette (Arctium Lappa). Für den Aufguss übergießen Sie 1 EL zerkleinerte getrocknete Klettenwurzeln in einem emaillierten Geschirr mit 1 l Wasser, lassen die Mischung unter kleiner Hitze für 20 Minuten aufkochen, dann für 30 bis 40 Minuten warm abgedeckt stehen und sieben sie durch.

Die Wurzeln der Großen Klette haben eine schmerzstillende und entzündungshemmende Wirkung und werden für die Behandlung vieler Erkrankungen des stützmotorischen Apparats verwendet. Insbesondere tragen sie dazu bei, den Knorpelstoff wiederherzustellen und den Mineralstoffaustausch im Organismus zu optimieren.

Die Wurzeln der Klette sollten bei trockenem Wetter zu Frühlingsbeginn oder im Herbst gesammelt werden. Wichtig ist, nur die Wurzeln von Pflanzen aus dem ersten Lebensjahr auszuwählen. Man erkennt sie daran, dass sie keine Blüten haben. Dabei gehen Sie folgendermaßen vor: Mit den Händen entfernen Sie vorsichtig die Erde von den Wurzeln. Achten Sie darauf, die Ganzheit der Wurzeln und ihrer Hülle zu bewahren. Die gesammelten Wurzeln dürfen nicht gewaschen werden, da das Waschen zum Verlust der wichtigen biologisch aktiven Inhaltsstoffe führt.

Trocknen Sie die so gesammelten Wurzeln über 6 bis 8 Tage bei einer Temperatur von 40 °C. Wenn die Wurzeln sehr groß sind, dann können sie in der Mitte auseinander geschnitten werden. Die medikamentösen Eigenschaften der getrockneten Wurzeln erhalten sich bis zu drei Jahre. Unmittelbar vor dem Gebrauch zerkleinern Sie die benötigten Wurzeln, bis sie nur noch Erbsengröße haben.
Danach reiben Sie mit einer Salbe aus den Wurzeln der Klette den wunden Punkt ein und legen sich für etwa 30 Minuten in die russische Sauna, am besten auf die unterste Bank. Als Zeitpunkt für den Aufenthalt sollten Sie den Beginn des Saunabetriebs wählen, denn dann befindet sich noch wenig heißer Dampf in der Luft. Die russische Sauna (Banja/russ. БАНЯ) ist – wie andere Saunen auch – ein Badehaus aus Holz, das traditionell mit einem Holzofen beheizt wird. Die Temperatur beträgt gewöhnlich nie mehr als 70 °C, die Luftfeuchtigkeit liegt bei bis zu 100 %, d.h. die Sauna ist relativ schonend. Zum Vergleich: in der finnischen Sauna ist der Dampf trocken, bei einer Temperatur von bis zu 140 °C liegt die Luftfeuchtigkeit zwischen 10 und 30 %.

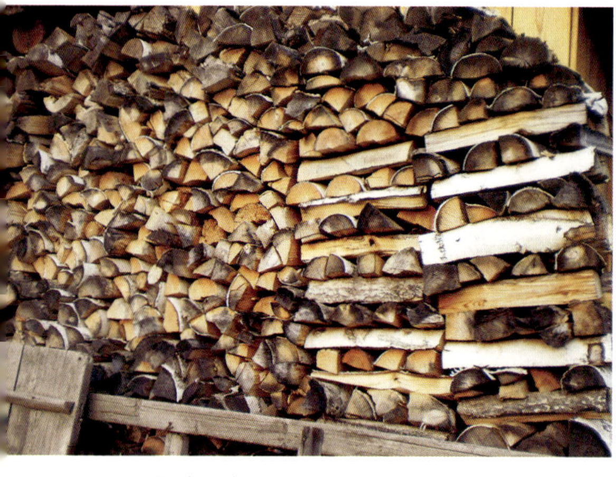

Banja-Holz

▪ Für die Salbe zerkleinern Sie 40 g getrocknete Klettenwurzeln, übergießen sie mit 120 ml heißem Leinöl, lassen die Mischung 24 Stunden stehen, kochen sie für 15 Minuten unter kleiner Hitze auf, sieben sie durch und lassen die Mischung abkühlen. Die fertige Salbe bewahren Sie im Kühlschrank auf.
Nach 15 bis 20 Minuten fängt gewöhnlich eine starke Schweißabsonderung an, Sie setzen das Bad fort, bis der Schweißausbruch endet und der Körper trocken wird. Das Bad beenden Sie danach mit der Abkühlung im kalten Wasser.

▪ Sollten Sie durstig sein, sind Tees aus Silberweide (Salix alba), Linde (Tilia) und Minze (Mentha) geeignet. Sie können den Tee gerne mit Honig süßen.
Nach dem Bad in der russischen Sauna reiben Sie die Gelenke mit einem alkoholischen Auszug des Goldbarts (Callisia fragrans) ein, umwickeln sie mit Watte und fixieren die Packung mit einem Verband.

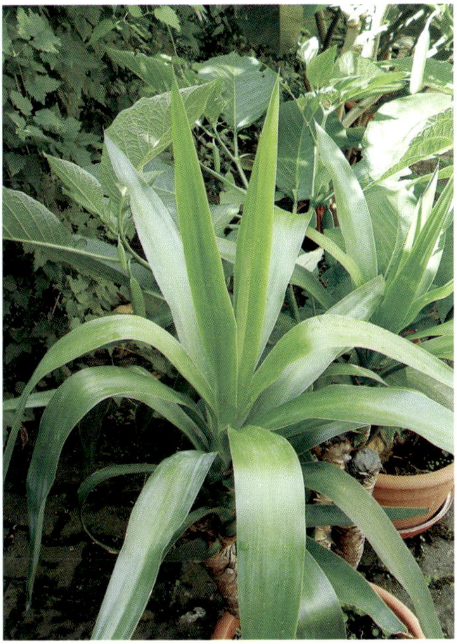

Goldbart *(Callisia fragans)*

Für den alkoholischen Auszug des Goldbarts übergießen Sie einen frischen reifen zerkleinerten Pflanzenstiel in einem Glas mit 1 l Wodka (40 %), stellen das fest geschlossene Glas für 3 Wochen an einen dunklen Ort, schütteln es währenddessen öfter auf, und sieben dann den Auszug durch. Das fertige Präparat bewahren Sie an einem kühlen dunklen Ort auf.

Der alkoholische Auszug des Goldbarts wird auch bei Osteochondrose, Arthrose, Radikulitis, Hexenschuss, Erkrankungen der Gelenke und allgemein bei den Krankheiten des stützmotorischen Systems zur Einreibung der wunden Punkte verwendet. Dazu feuchten Sie die wunden Punkte vor dem Schlaf innerhalb von 10 Minuten mehrmals an.

Viele historische Quellen belegen, dass die Sauna seit Jahrhunderten vom russischen Volk als ein Mittel gegen viele Krankheiten verwendet wurde.

Nach den Überlieferungen begossen sich bereits die alten Nowgoroder in der Sauna mit Kwass, »droschen« sich mit den Besen und wurden zum Schluss mit kaltem Wasser übergossen.

In die Sauna gingen gesunde und kranke Menschen, die einen, um nicht krank zu werden, und die anderen, um das Knochenreißen zu verjagen und die Krankheit mit dem Besen auszuschlagen.

Die Sauna gibt Lebenskraft, ist ein ausgezeichnetes Mittel für die Ankurbelung des Blutkreislaufs, die Regulierung des Gewichts und die Wiederherstellung der Kräfte. Sie wirkt auch wie eine Art sportliches Training. In der Sauna lässt sich die Belastung auf das Gefäßsystem des Herzens und anderer Organe steigern. Es zeigt sich, dank der Sauna nehmen die Kraft, die Geschwindigkeit, die Koordination der Bewegungen und die Widerstandsfähigkeit des Menschen zu.

Natürlich ist die Sauna in erster Linie auch eine hygienische Badeprozedur. Die reichliche Schweißabsonderung reinigt die Haut sorgfältig, befreit den Organismus von einer Vielzahl schädlicher Stoffe, wie Chloride, Harnstoff und Milchsäure, die aus Sicht der Ärzte über die Müdigkeit der Muskeln bestimmen. Von der oberen Schicht der Haut lösen sich die abgestorbenen Hautzellen, alle Mikroben auf der Haut werden abgetötet und die Hautatmung verbessert sich.

Viele physiologische Reaktionen werden durch die Sauna gefördert. Der heiße Wasserdampf wirkt auf den Kehlkopf und die Schleimhäute der Nase ein. Wenn das Wasser auch noch durch die Aufgüsse heilsamer Gräser ergänzt wird, dann ergibt sich eine wirkungsvolle Inhalation. Die Stoffwechselprozesse verbessern sich, die Flexibilität der Wirbelsäule und die Beweglichkeit der Gelenke nimmt zu. Die Sauna hilft auch bei Schmerzen in den Gelenken und Muskeln, die mit Überlastung verbunden sind, ebenso bei Radikulitis, Osteochondrose, Neuritis und Myositis. Sie lindert die Ermüdung und die nervliche Anspannung und trägt zur Entspannung der Muskulatur bei.

Die Abreibung mit dem Bastwisch und die Schläge durch den Besen ersetzen die Massage. In Verbindung mit Wärme werden dadurch die Wiederaufbauprozesse beschädigter Stoffe im Organismus gefördert und die Heilung beschleunigt. Außerdem ist die Sauna eine ausgezeichnete abhärtende Prozedur, deren Prinzip im Wechsel der Temperatureinwirkungen besteht, denn nach der Hitze folgt das eiskalte Duschen oder Baden im Schwimmbad. Bereits seit Langem kombinieren die russischen Menschen die Sauna mit dem Baden im Fluss oder See. Es ist kein Zufall, dass die Saunen an die Ufer dieser Wasserquellen gestellt werden. Die russische Sauna ist bestimmt durch einen Wechsel von Hitze und Kälte. Durch die Kälte engen sich die Blutge-fäße ein, das Blut fließt zu den inneren Organen, zum Herz und von dort in alle anderen Körperteile. Später, wenn sich der Körper wieder aufgewärmt hat, dehnen sich die Blutgefäße wieder aus. So wird das Training der Blutgefäße gewährleistet.

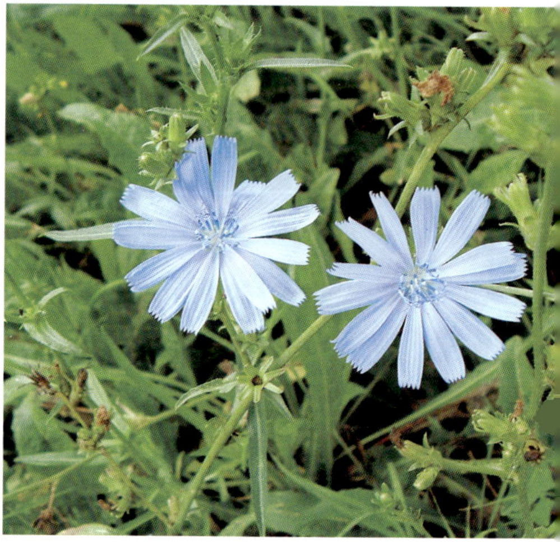

Gemeine Wegwarte *(Cichorium intybus)*

▪ Bewährt ist auch die Weiße Zaunrübe (Bryonia alba). Dazu geben Sie den sehr heißen Brei aus einer gekochten Rübe vor dem Schlafen auf den wunden Punkt, decken ihn mit Kunststofffolie ab, legen darüber einen warmen Schal und fixieren die Kompresse mit einem Verband. Gewöhnlich sind 10 bis 12 Anwendungen ausreichend, um den Schmerz zu lindern.

▮ Der Aufguss der Gemeinen Wegwarte (Cichorium intybus) hilft dabei, den Gesundheitszustand des Betroffenen zu verbessern. Dazu übergießen Sie 1 bis 2 TL getrocknetes Kraut mit 1 Glas kochendem Wasser, lassen den Aufguss 20 Minuten stehen und sieben ihn dann durch. Von diesem Aufguss trinken Sie über 30 Tage 2- bis 3-mal am Tag 30 Minuten vor dem Essen 1/2 Glas.

Bewährte Mittel der Volksmedizin sind auch die folgenden Rezepte. Davon können Sie ein beliebiges Rezept auswählen und anwenden:

▮ Bei Schmerzen ist der Trockenextrakt der Gewöhnlichen Berberitze (Berberis vulgaris) außerordentlich wirksam. Für die Zubereitung des Extraktes sammeln Sie im Frühling oder Herbst die Rinde oder jungen Zweige der Berberitze, übergießen die zerkleinerten Pflanzenteile in einem großen emaillierten Geschirr mit kaltem Wasser, lassen alles 45 bis 50 Minuten aufkochen und sieben dann den Sud durch. Den durchgesiebten Sud geben Sie in ein anderes emailliertes Geschirr und lassen ihn sich klären. Danach trennen Sie die Flüssigkeit vorsichtig von der Ablagerung, geben die Flüssigkeit erneut in ein emailliertes Geschirr und kochen sie auf kleiner Hitze so lange, bis sich eine dicke oder trockene Masse bildet. Sie pulverisieren die getrocknete Masse und bewahren sie trocken auf. Von diesem Extrakt nehmen Sie über 30 Tage 2- bis 3-mal am Tag Portionen in der Größe einer Erbse oder eines Weizenkorns ein. Dieser Extrakt ist auch bei der Behandlung von Brüchen nützlich.
Beachten Sie: Die Gewöhnliche Berberitze ist giftig! Das Präparat darf keinesfalls überdosiert werden!

▮ Den Schmerz lindert der Aufguss aus getrockneten Blütenkörben des Rainfarns (Tanacetum vulgare). Dazu übergießen Sie 1 EL Blütenkörbe in einer Thermoskanne mit 1 Glas kochendem Wasser, lassen die fest geschlossene

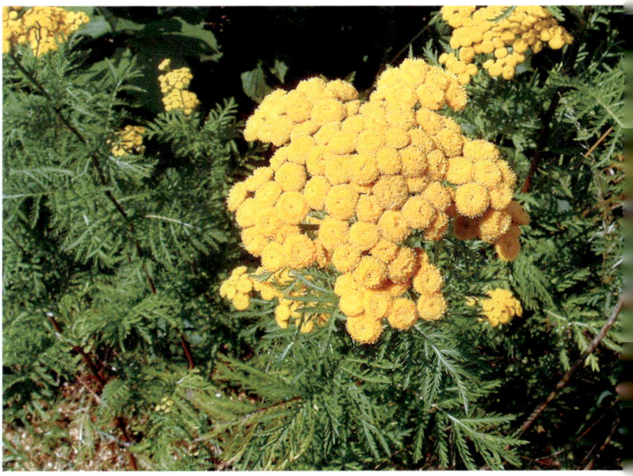

Rainfarn *(Tanacetum vulgare)*

Kanne 2 Stunden stehen und sieben dann den Aufguss durch. Davon nehmen Sie über 21 Tage 3- bis 4-mal am Tag 20 Minuten vor dem Essen 1 EL.

▪ Bei geschwollenen Gelenken ist die Mischung aus getrockneten Hagebutten der Wildrose (Rosa majalis) und Weinessig (6 %) sehr wirksam. Dazu übergießen Sie 5 EL zerkleinerte Hagebutten mit ½ l Weinessig und lassen die Mischung einige Tage stehen. Alternativ zu der Hagebutte der Wildrose (Rose majalis) können Sie auch die Hagebutte der Heckenrose (Rosa corymbifea) oder der Hundsrose (Rosa cumina) verwenden. Danach kochen Sie die Mischung für 5 Minuten unter kleiner Hitze auf, lassen sie dann abkühlen, sieben den Sud durch und bewahren ihn im Kühlschrank auf. Damit reiben Sie täglich über 10 bis 15 Tage vor dem Schlafen reichlich die geschwollenen Gelenke ein, decken sie mit warmem wollenem Stoff ab und fixieren die Packung mit einem Verband.

Beim chronischen Rheuma können auch folgende Rezepte helfen:

▪ Vermischen Sie je 100 g erwärmtes Schweinefett und klein gehackte frische Knospen der Birke (Betula), geben die Mischung in einen dicht schließenden Topf oder ein Glas (das Geschirr muss luftdicht verschlossen sein) und lassen sie einige Tage stehen.
Geben Sie von der Mischung 2 EL in ein Geschirr, ergänzen 2 EL weißen Ton und 1/3 Glas warmes Wasser und verrühren alles zu einer glatten Masse. Etwas davon legen Sie täglich über 2 Wochen 1-mal am Tag auf das kranke Gelenk, geben Kunststofffolie darüber, bedecken sie mit erwärmtem Stoff und behalten die Packung für 25 Minuten auf dem Gelenk. Nach einer Pause von 7 Tagen wiederholen Sie die Kur.

▪ Ein Heilsud aus der Großen Klette kann ebenfalls helfen. Dazu übergießen Sie 1 TL zerkleinerter getrockneter Wurzeln mit 1 l Wasser und lassen die Mischung für 15 Minuten unter kleiner Hitze aufkochen. Als Kompresse verwenden Sie lan-

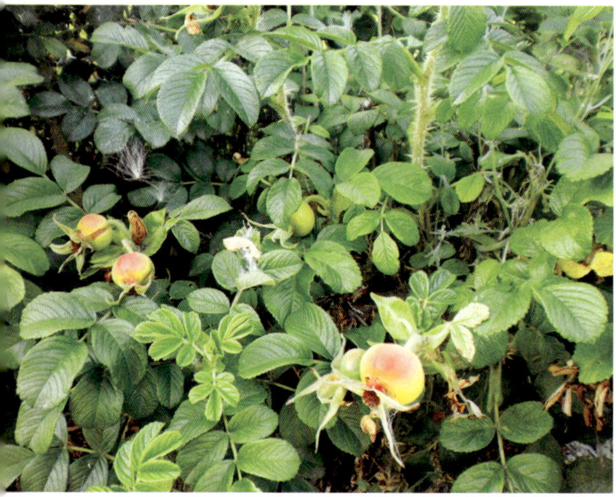

Wildrose *(Rosa majalis)*

ge baumwollene Unterwäsche (lange Unterhosen und Hemd mit langen Ärmeln), die den ganzen Körper bedeckt. Durchfeuchten Sie die Unterwäsche in dem warmen Sud und ziehen sie dann schnell an. Wichtig ist dabei, dass die Wäsche keine Zeit zum Abkühlen haben darf. Wickeln Sie sich in eine dicke Decke aus reiner Wolle und belassen die Kompresse für 2 Stunden auf dem Körper. Bei täglicher Anwendung ist nach 14 Tagen eine wesentliche Verbesserung des Zustandes zu erwarten.

Überbein

Das Überbein (Ganglion, auch Hygroma) ist ein häufiges und gutartiges Weichteilgeschwulst. Die Ursachen für die Erkrankung sind nicht eindeutig geklärt. Besonders oft sind Menschen im Alter zwischen 20 und 30 Jahren davon betroffen. Meist tritt es am Handgelenk oder an Fingergelenken auf. Seltener kommt es auf dem Fußrücken oder dem Knie, im Bereich des Ellenbogens oder der Schulter vor. Es handelt sich um eine mit Flüssigkeit gefüllte Zyste, die sich unter der Haut befindet. Sie ist immer mit der Gelenkkapsel oder der Sehnenscheide verbunden. Typisch für ein von einer Gelenkkapsel ausgehendes Überbein ist, dass immer eine Verbindung zum Gelenkbinnenraum besteht. Darüber erfolgt ein Flüssigkeitsaustausch, womit es sich entsprechend dem Spannungszustand im Gelenk immer wieder füllen kann. Meist ist das Überbein erbsengroß und enthält eine zähflüssige Masse. In der wissenschaftlichen Medizin wird oft eine Operation angeraten, jedoch kehrt in etwa 1/3 aller Fälle die Erkrankung danach zurück.
Für die Rückbildung eines Überbeins kennt die Russische Volksmedizin verschiedene bewährte Rezepte.

- Ein sehr altes Volksmittel ist der Urin. Damit feuchten Sie täglich, bis zur völligen Genesung, vor dem Schlafen eine Leinenserviette an und geben sie auf das Überbein, decken sie mit Kunststofffolie ab, legen ein Wolltuch darüber und fixieren die Kompresse mit einem Verband.

- Eine runde kupferne Platte, die etwas größer als das Überbein sein sollte, kann auch helfen. Dazu bringen Sie die Kupferplatte auf dem offenen Feuer zum Glühen, lassen sie dann abkühlen, schmirgeln die Oberfläche mit feinem Sandpapier blank (es muss das reine Kupfer auf der Oberfläche der Platte hervortreten), legen sie vor dem Schlafen auf das Überbein und fixieren sie mit einem Verband. Nach jeweils drei Tagen wiederholen Sie diese Anwendung in der gleichen Art und Weise, bis zur völligen Genesung.

Bewährte Mittel der Volksmedizin sind auch die folgenden Rezepte. Davon kön-

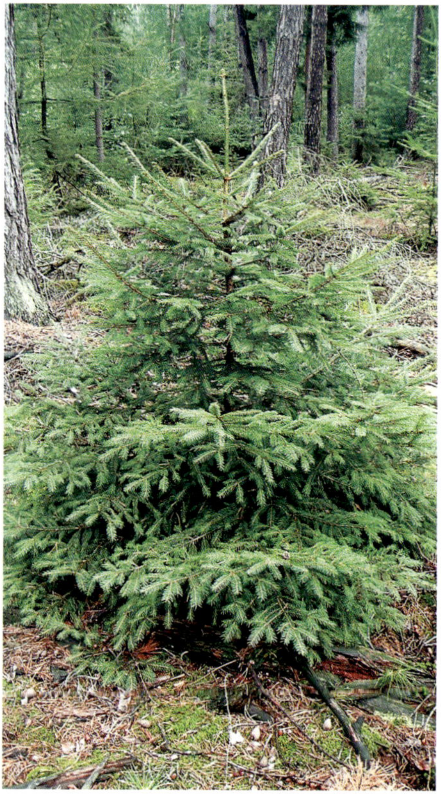

Fichte *(Picea)*

nen Sie ein beliebiges Rezept auswählen und anwenden:

▪ Geben Sie täglich vor dem Schlafen einen frischen Brei aus Kapstachelbeeren (Physalis) auf das Überbein, bedecken ihn mit einer baumwollenen Serviette, legen darüber Kunststofffolie und fixieren die Kompresse mit einem Verband. Zuvor waschen Sie das Überbein wiederholt mit warmem Seifenwasser gründlich ab. Nach ungefähr 20 Tagen wird sich das Überbein zurückgebildet haben, es bleibt ein dunkler Fleck. Die normale Hautfarbe kehrt gewöhnlich nach etwa 2 bis 3 Monaten von allein zurück.

▪ Erwärmen Sie 100 g Kiefer- oder Fichtenharz im Wasserbad, ergänzen 20 g Bienenwachs und 1 EL nicht raffiniertes Sonnenblumenöl und vermischen alles mit einem Holzstab. Mit dieser Mischung bestreichen Sie in einer etwa 1,5 bis 2 cm dicken Schicht ein Leinentuch, decken damit das Überbein auf einem 2 bis 3 cm überstehenden Radius ab, fixieren die Kompresse mit Leukoplast und belassen sie jeweils 3 bis 4 Tage auf dem Überbein. Nach ungefähr 20 Tagen wird sich das Überbein zurückgebildet haben.
Die nicht benutzte Masse können Sie aufbewahren und aufgewärmt für eine weitere Kompresse verwenden.

▪ Mischen Sie Honig und das Fruchtfleisch der Aloe (Aloe vera) im Verhältnis 1 zu 1 mit etwas Roggenmehl zu einem weichen Fladen. Diesen frischen Fladen geben Sie täglich, bis zur völligen Genesung, vor dem Schlafen auf das Überbein, decken ihn mit Kunststofffolie ab, legen darüber ein warmes Tuch und fixieren die Kompresse mit einem Verband.

GLAUBE UND MAGIE

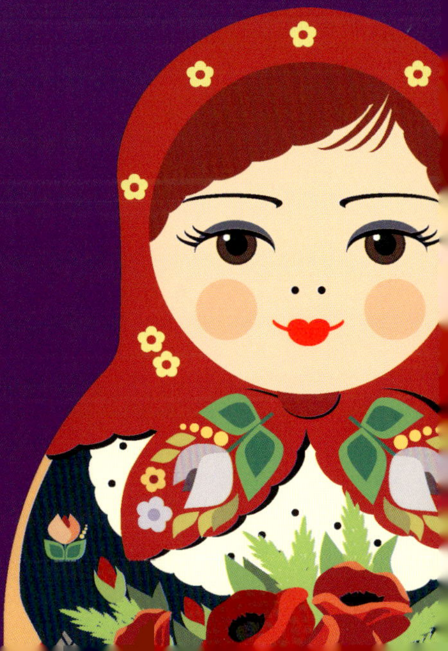

Die Ursprünge der Russischen Volksmedizin sind in den Beschwörungen und magischen Praktiken der altertümlichen Slawen zu finden. Sie beruhten auf dem Glauben an die geheimnisvollen Kräfte der Natur und waren – neben den einfachen rein mechanischen Mitteln – das überwiegende Werkzeug zur Heilung von körperlichen Krankheiten. Nach den Glaubensvorstellungen dieser altertümlichen animistischen Gesellschaft war die Welt in eine materielle und eine geistige unterteilt. Die Träger des höchsten Wissens waren die Stammesältesten, die auch für die Ausübung des religiösen Kults, das Bewahren der Legenden und die Rechtsprechung verantwortlich waren. Sie verfügten mit hoher Wahrscheinlichkeit auch über die Geheimnisse der ursprünglichen ärztlichen Kunst.

Die altertümlichen Slawen hegten eine Vorstellung von der Seele, die eng mit dem Glauben an die Reinkarnation verbunden war. Die Seele wurde als eine besonders lebenswichtige Kraft angesehen. Laut ihrer Auffassung wurde jedem Körper eine Seele zugeschrieben, die ohne ihn leben konnte. Nach diesem Verständnis waren Körper und Seele unabhängig voneinander. Die Seele war nicht an den Menschen gebunden, lebte auch nicht in ihm, sondern in seiner Nähe. Sie war mit Emotionalität, Willen und Denkvermögen ausgestattet. Wenn der Mensch starb, dann ging die Seele von ihm wie ein »kleines Nebelchen« weg. Über das weitere Schicksal dieser Seele existierten in der altertümlichen Gesellschaft unterschiedliche Ansichten. Danach konnte die Seele – gemäß gängigen Vorstellungen – auf der Erde bleiben, um Gutes oder Böses zu bewirken oder in den Himmel abreisen, um das Leben der Nachkommen zu beeinflussen. Es wurde auch angenommen, dass die sterbende Seele sich eine Bleibe in Tieren oder in Gegenständen sucht, deshalb waren viele Anwendungen mit Tieren verbunden. Zum Beispiel wurde bei Kopfschmerzen ein Welpe auf die Stirn des Kranken gelegt oder bei Fieber neben dem Kranken eine Ziege angebunden.

In den animistischen Vorstellungen existierten Beschützer des Stammes, des Geschlechts und des Hauses. Das Stammesoberhaupt nahm die Aufgabe wahr, die Verbindung mit diesen Geistern zu halten.

Als Vermittler zwischen den Menschen und den geheimnisvollen Kräften der Natur galten Wahrsager und Wahrsagerinnen, Hexer und Hexen. Sie spielten eine bedeutende Rolle in der altertümlichen Gesellschaft. Diese Vermittler konnten ihre Kraft sowohl zum Wohle des Menschen nutzen als auch zu seinem Schaden – um zu heilen oder zu bestrafen.

Insbesondere den Frauen wurden besondere magische Fähigkeiten nachgesagt.

Die Verknüpfung von Elementen des Glaubens und der Magie mit den Heilanwendungen ist ein wesentlicher Bestandteil der Russischen Volksmedizin. Geschichtlich gesehen traten die altertümlichen Slawen zum orthodoxen Glauben über und nahmen somit das Christentum als Religion an. Die Herausbildung einer eigenständigen russisch-orthodoxen Kirche folgte innerhalb mehrerer Jahrhunderte. Der daraus resultierende Volksglaube ist sehr streng und fest. Er beeinflusst viele Lebensbereiche gläubiger Menschen.

Jährlich begeht die orthodoxe Kirche das Fest der Heiligen Drei Könige am 19. Januar. Das geweihte Wasser, das an diesem Tag der Taufe entnommen wird, soll eine große Heilwirkung besitzen. In Krankenhäusern werden damit die Zimmer und Betten der Patienten besprengt, es wird den Patienten zu trinken gegeben und es werden die verschiedensten Speisen damit zubereitet.

Wenn jemand sehr krank ist, dann soll er jede Stunde einen Löffel von diesem geweihten Wasser trinken. Das Wasser soll außerdem die Flamme der Leidenschaften löschen und die bösen Geister vertreiben.

Wer sich für das ganze Jahr Glück wünscht, kann damit die eigene Wohnung und alles, was sich darin befindet, besprengen.

Im geweihten Wasser kann man auch baden. Dazu hacken die Gläubigen während des Bittgangs für die Taufe spezielle Löcher in die Eisdecken von Flüssen und Seen. Diese Eislöcher sind dem Symbol des Flusses Jordan nachempfunden, wo sich Christus taufen ließ. Es herrscht die verbreitete Meinung, dass es keine bessere Weise der Heilung gibt, als ins erfrischende Januarwasser einzutauchen.

Das geweihte Wasser hat tatsächlich einen heilsamen Effekt. Beim Eintauchen des Körpers ins Eiswasser krampfen die Kapillaren und peripheren Blutgefäße zusammen, das Blut fließt zum Herz und zum Gehirn und fördert die Arbeit dieser Organe.

Auf dieses Eintauchen muss sich der Organismus vorbereiten, indem ihm allmählich ermöglicht wird, sich an die niedrigere ungewohnte Temperatur zu gewöhnen.

Das Entkleiden des Körpers muss im Verlauf von einigen Minuten erfolgen. Zuerst wird die Oberbekleidung abgelegt, es folgen die Schuhe und zuletzt zieht man die restliche Kleidung aus. Danach gehen die Gläubigen ins Wasser.

Vor dem Bad sollte der Körper mit einer beliebigen fettreichen Creme oder mit Olivenöl eingerieben werden, denn das schützt die Hautoberfläche nach dem Verlassen des Wassers.

Die Wassertropfen auf der Haut kristallisieren durch die frostige Luft sehr schnell und die Eiskristalle können die Haut ver-

letzen, die Fettschicht verhindert diesen Prozess.
Im Wasser sollte man sich nicht länger als 1 bis 2 Minuten aufhalten, denn diese Zeit ist völlig ausreichend für die Erzielung des heilsamen Effekts. Danach suchen die Menschen zum Aufwärmen sofort einen warmen Raum auf und reiben dort den Körper mit einem Handtuch trocken.
Ungeachtet der positiven gesundheitlichen Wirkung dieses Bades ist es für Menschen mit schwachem Herz und anderen Erkrankungen des Herzens und der Herzkranzgefäße, bronchialer Lungenerkrankung, sich verschärfender Hypertonie, Störung des Gehirnblutkreislaufs, Epilepsie, Neigung zum Krampf, Nierenentzündung, Schilddrüsenerkrankung und vorhandenem Infekt nicht zu empfehlen. Obwohl es weit verbreitet ist, vor dem Bad Alkohol zu trinken, ist das nicht sinnvoll. Alkohol unterstützt die schnelle Unterkühlung des Organismus und belastet zusätzlich das Herz.

In der Praxis verwenden die Volksheilenden häufig Beschwörungen für die Behandlung dieser oder jener Erkrankung. Sie sind von Generation zu Generation weitergegeben worden und die Mehrheit von ihnen sind familiäre Geheimnisse. Jedes Wort hat in diesen Texten seinen festen Platz und es darf nicht ausgetauscht oder verändert werden, es gibt auch feste Zeiten für die Anwendung. Gewöhnlich wird die Beschwörung beim zurückgehenden Mond 3-mal mit leiser Stimme gesprochen. Manchmal blasen die Volksheilenden dabei auf den wunden Punkt oder spucken 3-mal über die linke Schulter.

Das Anwenden von Beschwörungen unterliegt bestimmten Regeln. Jeder, der diese Sprüche liest und spricht, soll gesund sein, wenn er die Beschwörung für einen anderen Menschen durchführt. Wendet man die Beschwörung für sich selbst an, kann das Befinden von jeder Art sein.
Die Kleidung soll sauber sein, außerdem darf der Beschwörer keine Wunden am Körper haben. Frauen dürfen keine Menstruation haben und das Haar nicht flechten. Auf dem Körper sollte kein Schmuck getragen werden, lediglich das heilige Kreuz ist erlaubt. Am Tag der Beschwörung dürfen der Anwender und auch der Kranke nicht mit anderen Menschen schimpfen. Es wird empfohlen, niemandem zu erzählen, dass die Heilbehandlung mithilfe der Beschwörung bevorsteht oder vollbracht wurde. Andernfalls kann die Behandlung vergeblich sein.

Im Folgenden finden Sie einige Beispiele dieser Beschwörungen, wie sie unter den Volksheilenden ziemlich verbreitet sind. Sie werden in russischer Sprache gesprochen und sind zum besseren Verständnis in lateinischer Schrift geschrieben. Sie müssen die Beschwörungen nicht verstehen, auch so verfügen sie über große Wirkung. Die Hauptsache dabei ist es, die Wörter richtig und ohne zu stocken auszusprechen und sich nicht ablenken zu lassen.

Beschwörung des kranken Knies

Dazu werden in einer mondlosen Nacht die Worte gesprochen:

Lomatiza, Schijpatiza, kostnyj radimez.
Vse sustavy i polusustavy.
Golenischja, Spotjagalischja

Fortsetzung für Frauen:

ne skripite, ne bolite u raby boshej
»Vorname der Kranken«
Tschtoby ei, bolsche ne stradatj,
daite spatj. Aminj.

Fortsetzung für Männer:

ne skripite, ne bolite u raba boshjego
»Vorname des Kranken«
Tschtoby emu, bolsche ne stradatj,
daite spatj. Aminj.

Beschwörung schmerzender Beine

Dazu werden einem Bettler an der Kirche »neue« Pantoffeln gegeben und später aus der Kirche Kerzen für die Gesundheit mitgenommen. Zuhause stellen Sie das rechte Bein auf die Schwelle der Eingangstür und sagen 3-mal nacheinander:

U sverja tschetyre lapy.
U smei ni odnoi.

Beschwörung von Hämatomen auf den Beinen

Dazu wird mit dem Ringfinger etwas Ruß (am besten aus dem Ofen) aufgenommen und damit ein Ring um den natürlichen Asteinschluss eines kleinen Holzbrettes gezogen. Danach wird das Brett auf das Bein gelegt und es werden folgende Worte gesprochen:

Solnze na zapad.
Denj idet na ischod.
Tak i eta kostjaniza ot menja ujdet.

Beschwörung der Osteochondrose

Dazu wird ein hart gekochtes warmes Ei angesprochen, das auf der Wirbelsäule des Kranken nach oben und nach unten gerollt wird, mit den Worten:

Ne krestom kreschjusj, a venitschkom chleschjusj.
Getj won kolotje. Getj won molotje, potjagucha, postonucha/won is moego tela, ot moego dela.
Won! Aminj!

Die Beschwörung wird 12-mal aufgesagt und der Kranke soll hinter dem Beschwörer die Worte wiederholen.

Beschwörung bei Lendenschmerzen

Dazu wird ein hart gekochtes warmes Ei angesprochen, das auf der Lende des Kranken hin und her gerollt wird, mit den Worten:

Ot swich Kusjmichu, on udara
Warwaru, swich, swich
ne budj lich, ne chodi, kostej rabu
Boshjemu »Vorname des/der Kranken«
ne lomi. Aminj.

Die Beschwörung wird 12-mal aufgesagt. Der Kranke soll hinter dem Beschwörer die Worte wiederholen.

Beschwörung beim Hexenschuss (Lumbago)

Dazu wird die Lende des Kranken mit einem Faden vermessen und am Punkt des Zusammentreffens (Überlappung) durchtrennt, das heißt die Länge des Fadens ist dem Kreis der Taille gleich. Die beiden Enden werden an die Zinken einer neuen Gabel gebunden und es werden während des Bindens die Worte gesagt:

Ne kolet u Christa, ne telo belo, ne
pojasniza, tak by u raba Boshjego
»Vorname des/der Kranken« nigde ne
noet, ne kolet i ne bolit. Aminj.

Danach wird der Faden an einem Ort vergraben, den der Kranke und andere Menschen gewöhnlich nicht aufsuchen. Die Gabel wird einem Bettler gegeben.

Beschwörung des chronischen Rheumas

Dazu werden zwei alte Hufeisen genommen und unter die Matratze des Kranken gelegt. Jeweils eines unter die Beine und eines unter den Kopf, wobei die offenen Seiten der Hufeisen sich gegenüber liegen. Danach wird gesagt:

Ranjsche po semle bili, a teperj
tschtob raba »Vorname des/der
Kranken« saschitili.

Beschwörung, dass ein blauer Fleck oder ein kleines Hämatom schnell verschwindet

Dazu wird der Trauring (oder ein anderer beliebiger Fingerring aus Gold oder Silber) 3-mal der Länge nach und quer über den blauen Fleck oder das Hämatom geführt und gesagt:

Seku, rassekaju i sapreschjaju. Aminj.

Beschwörung der chronischen Gicht

Auf der rechten Hand werden der Mittel- und Zeigefinger über Kreuz gelegt und mit diesem Kreuz die Stelle berührt, die den Kranken quält. Danach wird im Flüsterton 3-mal gesagt:

Na gore, gde shiwet gore stoit podworje.
Ono ne stekljannoe, ono derewjannoe,
is dosok grobowych, is jolok smoljanych,
is domow usopschich.

Otnesu w tot dom ja, da na podworje
bolesnj s raba Boshjego
»Vorname des/der Kranken«.
Tam bolesni bytj, tan ej do weku shitj,
i kak ja skasala, tak ono i budet. Aminj.
Aminj. Aminj.

In den überlieferten Heilpraktiken finden sich oft auch magische Rituale, die entweder die Heilwirkung eines Mittels fördern sollen oder als ausgeübte Magie für sich selbst stehen.
Im Folgenden einige Beispiele:

Behandlung von Warzen

Der Betroffene nimmt eine frische Kartoffel oder einen Apfel, schneidet diese in zwei Hälften und reibt die Warze mit jeder Hälfte ein. Danach legt er beide Hälften wieder zusammen und vergräbt sie so in der Erde. Die Warze verschwindet, wenn die Kartoffel oder der Apfel in der Erde zu verfaulen beginnt.

Der Betroffene nimmt ein Haar von seinem Kopf, bindet damit über jeder Warze in der Luft einen Knoten, gibt danach das Haar in eine zerschnittene Kartoffel und vergräbt diese in der Erde. Die Warzen verschwinden nach einiger Zeit von selbst.

Das Stillen von Nasenbluten

Der Betroffene nimmt einen kleinen eisernen Schlüssel, bindet ihn an einen wollenen Faden und trägt ihn so als Halskette auf dem Rücken zwischen den Schulterblättern. Im Volksglauben ist dies das beste Mittel, um das Nasenbluten schnell anzuhalten. Der Schlüssel wirkt nicht, wenn er auf der Brust getragen wird.

Kinderwunsch bei Unfruchtbarkeit

Die russischen Heilenden empfehlen bei Unfruchtbarkeit den Betroffenen ein Hemd aus Leinen zu tragen, im Schlafzimmer einen Gummibaum (Ficus elastica) zu züchten und für ihn wie für ein Kind zu sorgen. Zu Weihnachten sollten sie dann unter diesen Baum eine Kerze stellen, die bis zum Morgen brennt und Jungfrau Maria bitten, ihnen das Kind zu schenken.

ANHANG

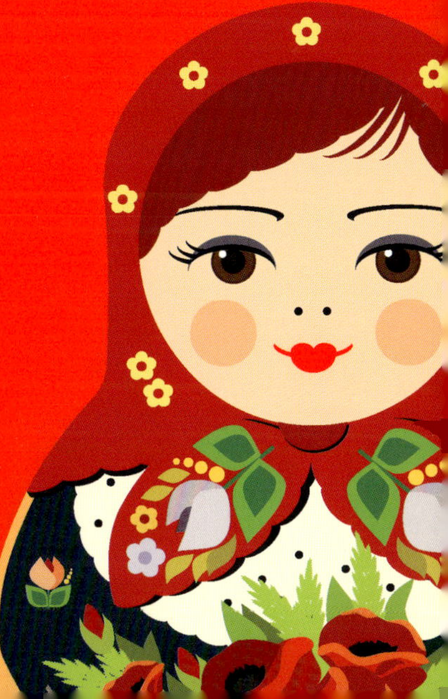

Literaturverzeichnis

Г.А. Алексеев, З.П.Якимова
Рецепты народной медицины.
Чебоксары, 1991 год.
Бабушкины заговоры|Ω†Ω. Выпуск 1–80, по материалам газеты »Бабушкины секреты«.
Берков Б.В., Беркова Г.И.,
Золотые рецепты народной медицины. Харьков: Книжный клуб »Клуб семейного досуга«, 2000 год.
Р.В. Вологодина, Артрит: Лечение народными средствами.
Ростов на Дону, »Феникс«,
2006 год.
Н. Даников 200 рецептов народной медицины. Рипол классик, Москва, 2006 год.
А Киреев Исцеление позвоночника, Москва, »Ч.А.О.И.К.«,
1999 П.М.
Куренной П. Знахарские рецепты малое предприятие »Хобби«, 1991 год.
В.А. Кульматов, Т.В.Кульматова. Русские народные приметы и поверья, АСТ, Москва, 1999 год.
В. Лебедев. Старинные секреты русских целителей. Мир книги, Москва, 2005 год.
Лечебник. Народные способы. М.: ООО »Гамма-Пресс 2000«,
С.-Петербург, »Золотой век«,
2001 год.
Л. Майков. Великорусские заклинания. Санкт-Петербург,
1869 год.
Народное врачевание: Древние и новые рецепты лекарей и знахарей. М., Издательство МПИ, 1991 год.
Полная энциклопедия народной медицины. Санкт -Петербург, »Сова«, Москва, »Эксмо«, 2005 год.
С.П. Семенов Остеохондроз. Санкт-Петербург, 1992 год.
Травник. Золотые рецепты народной медицины. М., 2007 год.
Благов В. Травы исцеляющие. Домашний лечебник. Советы народной медицины. М. Синтаксис. 1991 год.

Die Autoren

Natalja Aleksandrowna Nowikowa ist seit vielen Jahren privat niedergelassene Ärztin in Russland. In ihrer eigenen Praxis behandelt sie sehr erfolgreich die verschiedensten Krankheiten, das Spektrum reicht von Allergien bis hin zu einigen Formen von Krebs. Dabei kombiniert sie Therapien aus der Psychologie sowohl mit der wissenschaftlichen als auch mit der traditionellen Medizin.

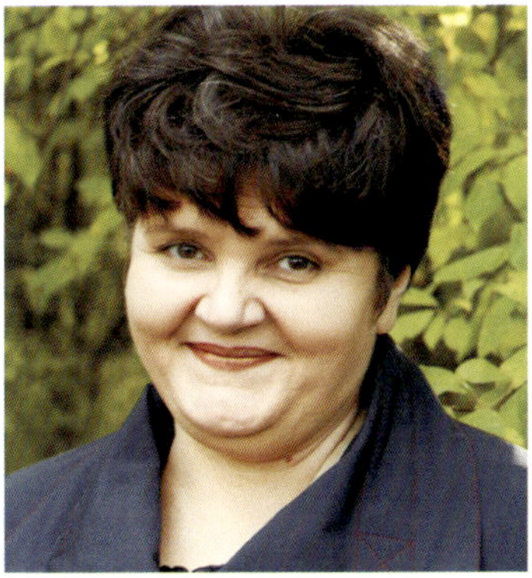

Foto: Ekaterina Butzke

Nach ihrem Studium spezialisierte sich die Ärztin auf die traditionelle Medizin, die sie bereits in ihrer Kindheit kennenlernen durfte. Sie arbeitet seit 12 Jahren in der Region Sverdlowsk als beratende Ärztin im Zentrum für allergische Erkrankungen. Außerdem betreut sie Patienten und Patientinnen im Zentrum für Wiederaufbaumedizin von Jekaterinburg. Sie ist als beratende Ärztin für einige Fachbereiche der Medizinischen Akademie der Uralregion tätig, so z.B. für Hautkrankheiten. Im Verlauf ihres Berufslebens erwarb sie das Diplom als Hirudotherapeutin. Sie praktiziert Phytotherapie, Naturopathie, Reflexotherapie, Blutgruppen-Diättherapie und Farbtherapie.

Gleichzeitig war sie wissenschaftlich tätig und hat mehr als 30 Artikel in medizinischen Fachzeitschriften veröffentlicht. Ihr wissenschaftliches Interesse gilt dabei u.a. den psychosomatischen Störungen und deren psychologischer Korrektur. Ihr Ehemann Bernd Butzke lebt den Großteil des Jahres in Deutschland und hat die Rezepte aus dem Russischen übertragen.

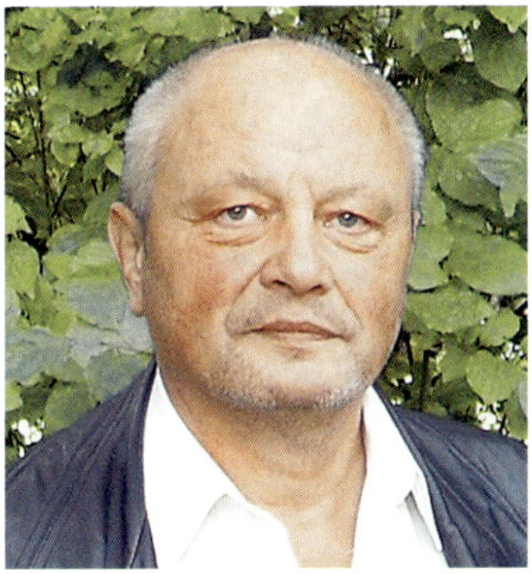

Foto: Barbara Burow

Register der Krankheiten

… das Ratgeberprogramm aus d

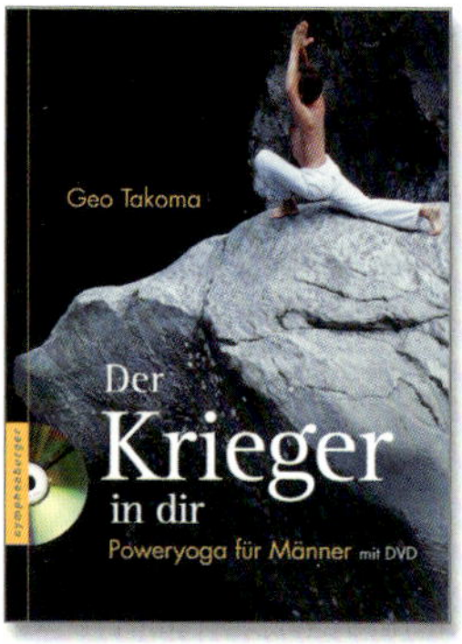

128 S., ISBN 978-3-485-01109-9

Auch für Männer ist es wichtig, ihre körperliche, geistige und seelische Gesundheit zu stärken. Ein dafür von Geo Takoma entwickeltes Yogaprogramm wird im Buch ausführlich erläutert und auf der DVD zur Veranschaulichung und zum Mitüben vom Autor selbst durchgeführt.

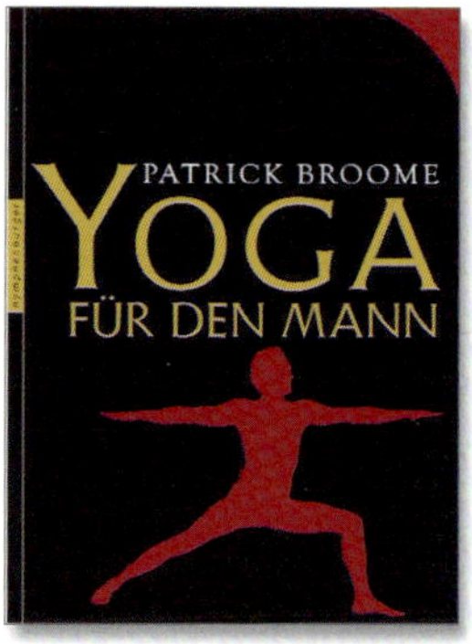

128 S., ISBN 978-3-485-01165-5

Patrick Broome, der Yoga-Lehrer der Deutschen Fußball-Nationalmannschaft, zeigt Schritt für Schritt komplexe Bewegungsserien, die an die Bedürfnisse des männlichen Körpers angepasst sind. Die Übungen sorgen für innere Stärke und verleihen Balance und Gelassenheit.

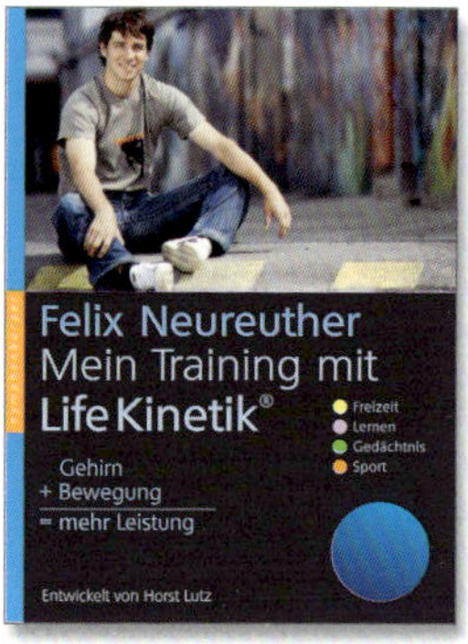

112 S., ISBN 978-3-485-01187-7

Felix Neureuther erklärt Life Kinetik – Gehirnjogging durch Bewegung! Er stellt in diesem Buch sein Übungsprogramm vor, das die Leistungsfähigkeit verbessert und vor allem Spaß macht. Traniert werden die visuelle Wahrnehmung, die flexible Körperbeherrschung und das Gedächtnis.

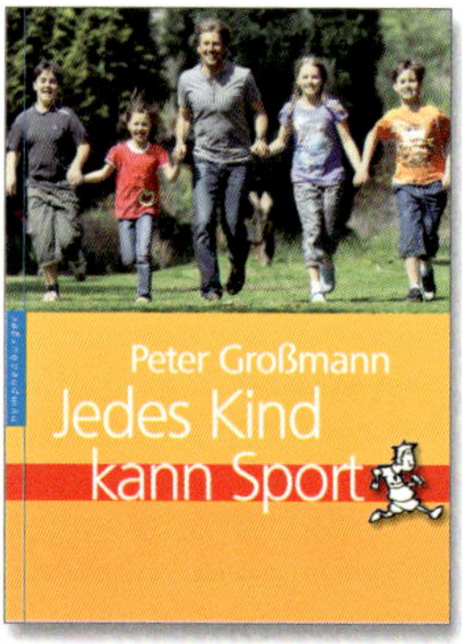

144 S., ISBN 978-3-485-01318-5

Kinder brauchen Bewegung – wichtig ist aber, dass sie Spaß macht. Dieser Ratgeber macht Eltern Mut und liefert u. A. Informationen zur effektiven Motivation, zum kindgerechten Training, zum Umgang mit Schule und Verein und zur Wahl der richtigen Sportart.

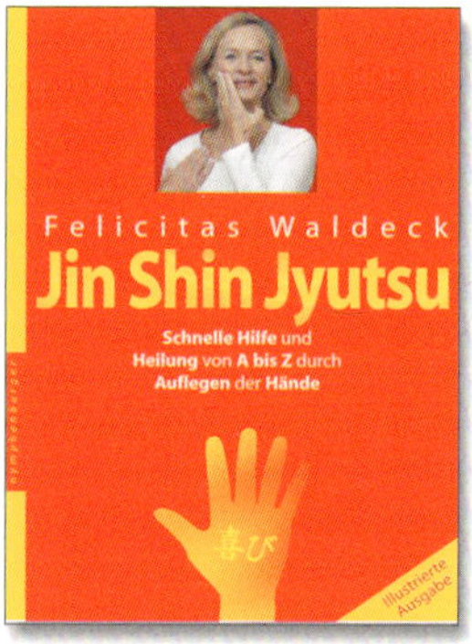

160 S., ISBN 978-3-485-01122-8

Ausgeglichenheit und Gesundheit durch Jin Shin Jyutsu: Durch gezieltes Auflegen der Hände kann jeder seine Gesundheit stärken oder Krankheiten lindern. Von A bis Z werden Beschwerden erkärt und ihre Behandlung mit zahlreichen Fotos dargestellt.

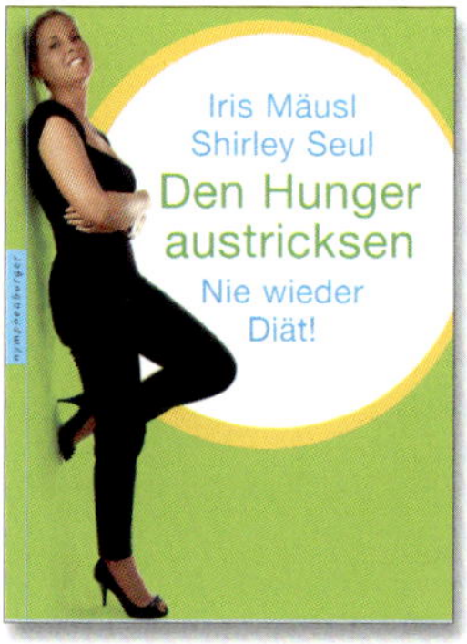

160 S., ISBN 978-3-485-01174-7

Wer den Hunger versteht, muss nie wieder eine Diät machen. Die aus dem TV bekannte Ernährungsberaterin Iris Mäusl beschreibt, wie sie mehr als 48 Pfund abgenommen hat und mit welchen Tricks man den Hunger in den Griff bekommt.

nymphenburger

www.nymphenburger-verlag.de

axis für die Praxis

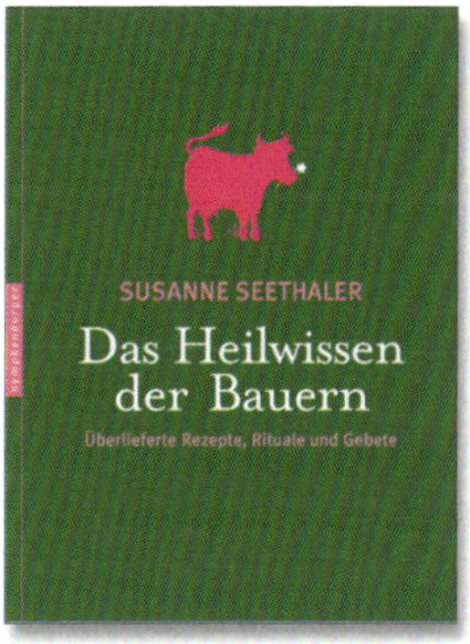

144 S., ISBN 978-3-485-01106-8

Selbsttherapie aus der Natur. Hier werden seit Generationen überlieferte, einfach anwendbare Hausmittel für die häufigsten Beschwerden beschrieben: die wichtigsten Heilpflanzen, die Zubereitung von Salben, Tinkturen und Tees sowie Gebete und Rituale.

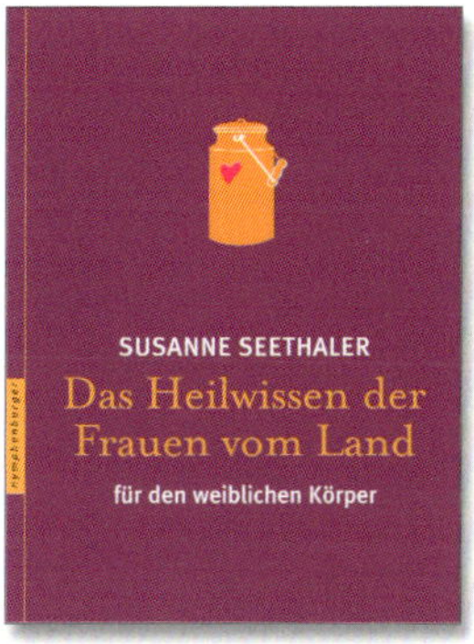

144 S., ISBN 978-3-485-01175-4

Von Kräuterwickel bis Tinkturen: Susanne Seethaler hat Bäuerinnen nach alten Traditionen befragt und bewährte Hausmittel für Frauenbeschwerden, magische und christliche Rituale und heimische Kräuteranwendungen zusammengestellt.

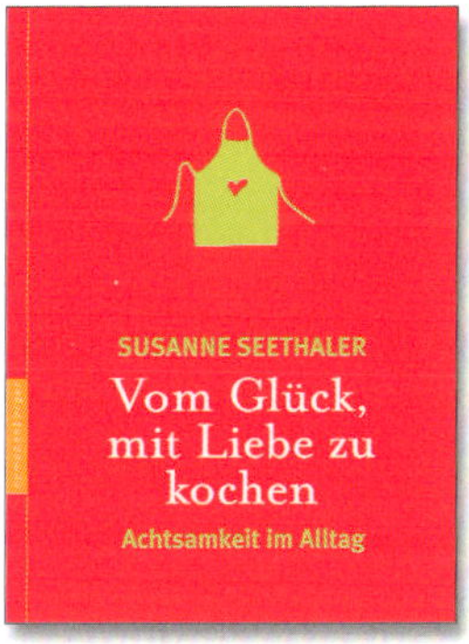

136 S., ISBN 978-3-485-01324-6

Glücklich leben lernen kann man in jedem Augenblick! Indem wir etwas bewusster tun, empfinden wir Freude und entdecken die Schönheit in allen Dingen. Mit Übungen, überlieferten Geschichten fernöstlicher und heimischer Küchenmeister sowie Rezepten.

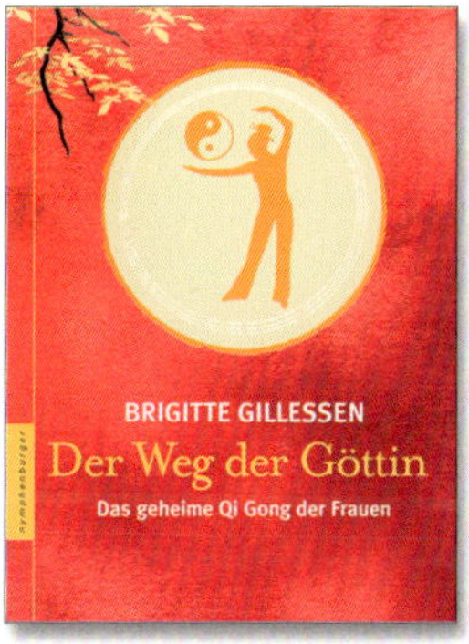

112 S., ISBN 978-3-485-01121-1

Die weibliche Energie stärken! Qi-Gong-Meisterin Brigitte Gillessen stellt Übungen aus einer traditionellen Qi-Gong-Form für Frauen vor. Sie führen zu neuem Bewusstsein, fördern die Gesundheit und lehren Frauen, sich selbst zu erkennen und zu finden.

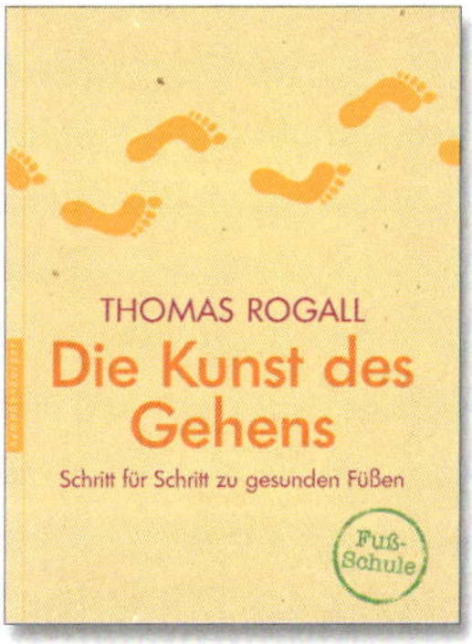

144 S., ISBN 978-3-485-01343-7

Gesunde Füße, gesunder Körper: Thomas Rogall zeigt, wie wir unser Gehen durch gezielte Übungen verändern und bei jedem Schritt ein neues Körperbewusstsein erlangen. Sein Ansatz verbindet Spiraldynamik® mit Traditioneller Chinesischer Medizin.

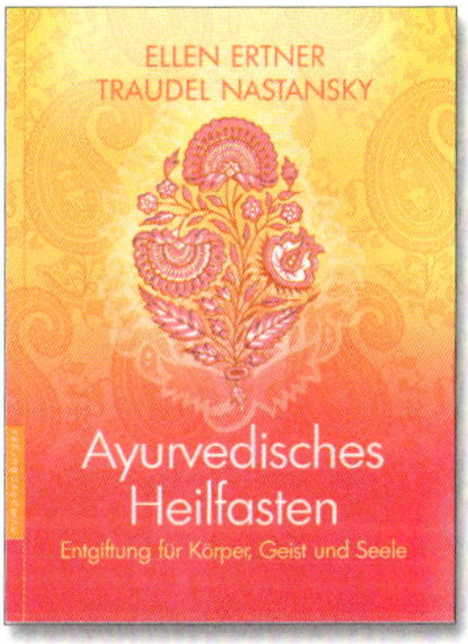

144 S., ISBN 978-3-485-01342-0

Fasten bedeutet im Ayurveda eine gezielte Anregung der Verdauung zur Entgiftung des Körpers. Mit Rezepten für die Fastentage und Anregungen für die Entlastungs- und Aufbautage ist das Programm alltagsbegleitend konzipiert und wurde mit Ayurveda-Ärzten auf Sri Lanka entwickelt.

nymphenburger
www.nymphenburger-verlag.de